Inhaltsverzeichnis

Erklärungen und Schautafeln sind laienverständlich aufgearbeitet worden.

9

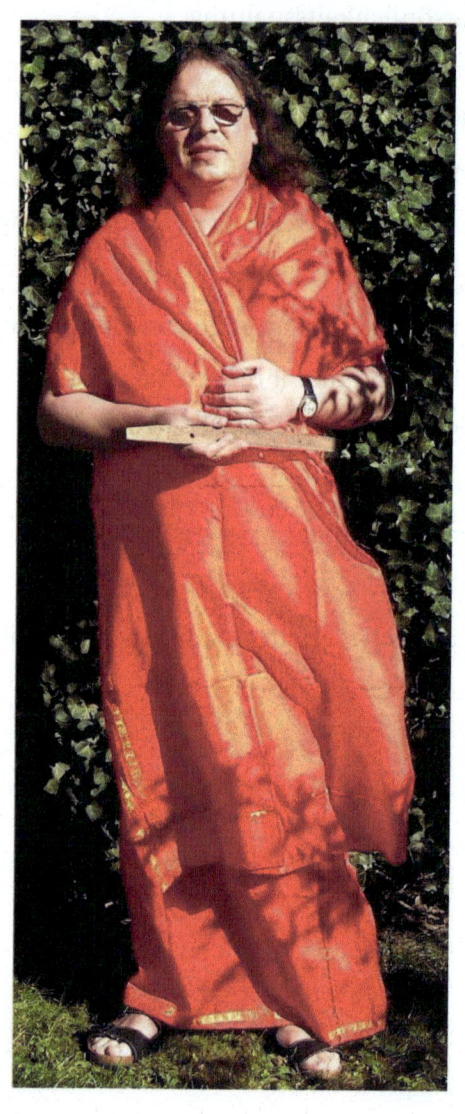

Hans Georg van Herste mit ayurvedischem Palmblatt

Vorwort

Die Heilkunst ist so alt wie die Menschheit. Schon Frühmenschen legten bestimmte Blätter auf Wunden oder mischten die ersten Heilsäfte zusammen. Aus diesem Urwissen entwickelte sich im Laufe der Generationen die moderne Heilkunst.

Schulmediziner vergessen gern, welche Aufgabe sie sich selbst gestellt haben, nämlich den Menschen zu helfen. Halfen die ersten Kräuterfrauen, Hexen und Hebammen noch aus Überzeugung, so hat sich seit vielen Jahren das Bild total gewandelt. Heute steht – zumindest bei vielen Schul- und Alternativmedizinern nicht mehr der Patient, der Hilfesuchende im Vordergrund, sondern finanzieller Erfolg und Ansehen.

Während man vor tausenden von Jahren im alten Indien schon wusste, dass ein blockierter Wirbel, ein blockiertes Gelenk Unmengen an Beschwerden auslösen kann und der Ursache auf den Grund ging und diese schnellstmöglich behob, wird heute ein unglaublicher Wirbel um das kleinste Wehwehchen gemacht.

Ohne MRT, Röntgenbild, Darm-, Magen- oder Blasenspiegelung, Herzkatheter, großem Blutbild und sonstigem Getöse kann angeblich keine Diagnose mehr gestellt werden. Obendrein wird nicht mehr der ganze Mensch mit all seinen Nöten und Sorgen, mit seiner Einbettung in Familie, Beruf und Umwelt gesehen. Man beschränkt sich auf die Stelle am Körper, die gerade wehtut oder nicht richtig funktioniert.

Ich habe nichts gegen die Schulmedizin. Es gibt Ärzte, die wirklich Leben retten. Ein großer Teil dieses Berufsstandes führt Anderes im Schilde und lebt äußerst gut davon, Spritzen zu verteilen, Medikamente zu verschreiben, unnötige Untersuchungen, teils sogar lebensgefährliche, zu machen oder unnötige Operationen vorzunehmen, anstatt einfach mal hinzuschauen. Wie viele Menschen sterben nicht am angeblich diagnostizierten Krebs, sondern an der Chemotherapie oder der Bestrahlung? Wie viele Menschen sterben nach Magen- oder Darmspiegelungen?

„Nein, nein, Frau Meier, Sie müssen sich keine Sorgen machen. Das ist alles Routine heutzutage. So einen Herzkatheter schieben wir hier jeden Tag. Was, die Schmerzen im Brustbereich können auch vom Rücken herrühren? Wer hat Ihnen denn das erzählt? Wieder so ein Alternativ-Quacksalber? Vergessen Sie es. Wir machen das hier schon ganz lange und lassen uns von so einem nicht erzählen, was gut oder schlecht ist. Ja, ja, das kennen wir schon. Diese Typen können mal gerade eben einen Tee aufgießen und spielen sich als Wunderheiler auf."

Um herauszufinden, was dran ist an der Alternativ-Heilkunst bin ich um die halbe Welt geflogen und aus dem Staunen nicht mehr herausgekommen. Natürlich musste ich vorsichtig sein. Auch in Indien und Südkorea gab es Leute, die mir allesmögliche einreden wollten. Ich kann mich noch gut daran erinnern, wir mir jemand erzählen wollte, er könne Krebsgeschwüre einfach so aus dem Körper nehmen. Während der Patient auf dem Bauch lag, also nicht sehen konnte, was der „Arzt" tut, drückte der Heiler mehrfach auf dem Rücken des Patienten herum um dann plötzlich ein glitschiges und blutiges Etwas in der Hand zu halten. Dem nun „geheilten" Patienten wurde diese Etwas dann unter die Nase gehalten. Später fand ich heraus, dass es sich um Herz und Magen eines Huhnes handelte, dass der „Heiler" dem Patienten als Krebsgeschwür unterjubelte.

Als ich allerdings „meinen" wahren Lehrmeisterinnen gegenüberstand und die mir vormachten, was man tun kann, um schnell und preisgünstig zu helfen, war ich schwer beeindruckt, und beschloss ebenfalls diese Art der Heilkunst zu erlernen. So bin ich zum Ayur Veda gekommen, der ältesten Heilkunst unseres Planeten. Gemeint ist das Ur-Ayur-Veda, nicht die als Ayurveda vermarktete Ölmassage, die hier an jeder Straßenecke angepriesen wird.

Schon als Kind erlebte ich die ersten Phänomene, die ich damals allerdings noch nicht deuten konnte. Ich wurde Opfer häuslicher Gewalt. Einmal wurde ich dermaßen traktiert, dass ich den Schmerz kaum noch aushalten konnte. Plötzlich hatte ich das Gefühl, meinen Körper zu verlassen und die ganze Szene von oben zu betrachten.

Ich schwebte an der Decke in einer Zimmerecke und sah, wie meine Mutter, meine Großtante und eine Nachbarin mich quälten. Plötzlich wurde es schwarz um mich und ich wachte später in meinem Bett wieder auf.

Im Alter von fünf oder sechs Jahren sah ich zum ersten Mal einen bunten Schein, der die Körperkonturen mancher Menschen nachzuzeichnen schien. Mal war dieser Schein mehr gelblich, mal mehr rötlich und mal violett. Sah ich viele Tage hindurch keinen Schein, so trat dieses Phänomen plötzlich wieder auf, um nach drei oder vier Tagen erneut zu verschwinden.

Ich erzählte meiner Mutter davon. Die schaute mich merkwürdig an und meinte, ich hätte eine blühende Phantasie und wolle mich nur wichtig machen. Auch ein Onkel wollte nichts davon wissen und lachte mich obendrein noch aus.

In dem Moment beschloss ich, nicht mehr darüber zu sprechen. Ich versuchte immer wieder, Einfluss auf diesen Farbenschein zu nehmen, um ihn loszuwerden. Ich wollte nicht anders sein, als die anderen Menschen um mich herum. Allerdings ließ sich der Schein nicht vertreiben. Er kam und ging, wann er wollte. Ich konnte mich darüber ärgern oder es lassen. Der Schein ließ sich nicht beeinflussen.

Nach ein paar Monaten stellte ich fest, dass er zumindest verblasste, wenn ich mich intensiv mit etwas anderem beschäftigte. Es sollte allerdings Jahre dauern, bis ich ihn beherrschen und selbst ein- und ausschalten konnte.

Zwei weitere Ereignisse sollten mein späteres Leben nachhaltig prägen. Im Alter von etwa zwölf Jahren sackte ich unter einem Kartoffelsack zusammen, den ich auf einen Wagen hieven sollte. Ich litt plötzlich unter furchtbaren Rückenschmerzen.

Zwei Ärzte konnten nichts feststellen und erklärten meinem Vater, nachdem etliche Spritzen nicht angeschlagen hatten, ich würde mir den Schmerz wohl einbilden. Ein paar Muskelverspannungen wären schon vorhanden, aber diese Schmerzen könnten die ganz bestimmt nicht auslösen. Daraufhin verschrieb mir einer der Ärzte Massagen.

Widerwillig fuhr mich mein Vater zu einem Masseur in der Nachbarstadt. Ich hatte natürlich schon von Massagen gehört, konnte mir aber nicht wirklich etwas darunter vorstellen. Ich kroch also in die Praxis und stand plötzlich einem ganz normal aussehenden Mann gegenüber. Das sollte der Masseur sein? Ich hatte zwar bis jetzt noch keinen kennen gelernt, aber so hatte ich mir den ganz bestimmt nicht vorgestellt. Ich hatte bis dahin angenommen, dass Masseure große und mit Muskeln bepackte Männer seien, die den Leuten das Fleisch von den Rippen reißen.

Dieser Masseur war sehr nett und bat mich, mich auf eine seiner Liegen zu legen. Mit viel Mühe erklomm ich die Massagebank. Er fackelte nicht lange und warf mich hin und her. Mehrmals knackte es gar fürchterlich in meinem Rücken und ich wähnte mich meinem letzten Stündlein recht nahe.

Plötzlich ließ er von mir ab und bat mich – immer noch sehr freundlich – aufzustehen. Ich dachte, der kann gut reden. Wider Erwarten ging es aber doch – und zwar äußerst gut. Meine Schmerzen und die damit verbundenen Bewegungseinschränkungen waren fast komplett verschwunden. Er lächelte mich zufrieden an und bat mich erneut darum, auf der Liege Platz zu nehmen. Ich legte mich auf den Bauch und er knetete mir den letzten Rest Seele aus dem Leib.

Völlig zerschunden traten wir den Heimweg an. Es ging mir um Klassen besser. Nach weiteren fünf Massagen war ich so gut wie neu und nach und nach wurde mir klar, dass ich ebenfalls Masseur werden wollte. Diese Absicht stieß nicht unbedingt auf Begeisterung.

„Für sowas bist du doch viel zu dumm. Werde mal lieber Fahrkartenknipser bei der Bahn. Das ist körperlich und geistig nicht so anstrengend und obendrein bist du dann Beamter mit guter Pension."

Die konnten mir viel erzählen. Ich ließ mich nicht von meinem Berufswunsch abhalten. Der Masseur hatte mir – im Gegensatz zu den Ärzten – schnell geholfen. Und genau das wollte ich auch können.

Meine Großmutter hatte von ihrer Tante das Besprechen von Warzen und Hautflechten gelernt und wandte dieses Wissen zum Wohle der Hilfesuchenden gern an. Sie strich mit zwei oder drei Fingern über die entstellte Hautpartie und murmelte dazu mir unverständliche Worte. Die meisten Hilfesuchenden schienen zufrieden zu sein, da sie sich noch nach Wochen überschwänglich bedankten oder ihr kleine Geschenke brachten. Manche empfahlen meine Großmutter weiter.

Natürlich fragte ich sie mehr als einmal, was sie da tut und was passiert, wenn sie es tut. Sie antwortete mir stets, dass sie selbst die Vorgänge nicht versteht, es aber ja offensichtlich funktioniert.

Als ich etwa dreizehn oder vierzehn Jahre alt war, konnte ich die ersten Zusammenhänge herstellen. Nahm der Schein um eine Person herum eine bestimmte Farbe an, war die Person krank. Nahm ich Farben wahr, die sich mischten, hatte die Person ein psychisches Problem, war also wütend, eifersüchtig, neidisch etc.

Zwischendurch hatte ich immer wieder Phasen, in denen ich diese „Gabe" nicht mehr haben wollte. Und wenn ich mir zusammenreimte, dass mit der Person, die ich anschaute, etwas nicht stimmte, und ich mit niemandem darüber reden konnte, belastete mich das oft sehr.

Obwohl ich mit meinem Schulabschluss hätte studieren können, setzte ich eine Ausbildung zum Masseur durch. Ich erntete zwar oft ein Kopfschütteln, war aber glücklich über meine Entscheidung. Ich wollte wissen, wie der Masseur, der mir so schnell hatte helfen können, das angestellt hatte. Arzt zu werden, kam mir überhaupt nicht in den Sinn.

So schlug ich mich also mit lateinischen Ausdrücken herum – ich hatte während der Schulzeit auf Bitten meiner Mutter Französisch belegt, weil die Sprache so schön klingt – und quälte mich durch Massagelehre, Anatomie, Physiologie, Pathologie, Elektrotherapie und

Gesetzeskunde, lernte Kneipp'sche Güsse, gymnastische Übungen und das Gießen und Anlegen von Fangopackungen kennen und schmierte mich mehr als einmal mit Naturmoor und Heilerde voll.

Da ich von Haus aus keine große Unterstützung zu erwarten hatte, arbeitete ich oft nachts in einer Fabrik, am Wochenende als Waldarbeiter und abends als Disc-Jockey, um Geld zu verdienen. Ich wollte diese Ausbildung erfolgreich zu Ende führen, koste es was es wolle.

Anschließend ging ich ins Praktikum und stellte fest, dass der größte Teil meiner Arbeit häufig nur aus klassischer Massage bestand, die zwar die eine oder andere Verspannung lösen, aber nicht wirklich nachhaltig heilen konnte. Allerdings guckte ich mir viel bei älteren Kollegen ab und entwickelte nach und nach meine eigene Massagemethode.

Da ich mich richtig reingehängt hatte, war ich bereits im Alter von zwanzig Jahren in der Lage, die komplette Abteilung für Physikalische Therapie in einem Kneipp-Sanatorium zu leiten. Der Badearzt im Haus hatte großes Vertrauen zu mir und keine Bedenken, mir diese verantwortungsvolle Position zu überlassen.

Eines Tages stieß ich auf ein Buch, das mich sofort in seinen Bann schlug. Es handelte von Akupressur. Ich kaufte es sofort und ackerte es von vorn bis hinten durch. Obwohl ich von dem Zeitpunkt an von einigen Kollegen und Ärzten aus der Nachbarschaft als Spinner bezeichnet wurde, hielt „mein" Badearzt zu mir. Nach und nach und immer häufiger wandte ich die Akupressur an und konnte damit schon nach kurzer Zeit Heilerfolge erzielen, von denen ich früher noch nicht mal geträumt hätte.

Dieser erste Kontakt mit ostasiatischer Heilkunde führte dazu, dass ich von dem Zeitpunkt an immer auf der Suche war. Leider gab es damals noch sehr wenige Abhandlungen zu diesem Thema.

Im Alter von zweiundzwanzig Jahren bekam ich die Chance, in eine große Praxis zu wechseln und dort den Posten des stellvertretenden Chefs zu übernehmen. Allerdings hielten sich meine administrativen Tätigkeiten in Grenzen, da der Chef nur ein Ziel hatte, nämlich Geld zu verdienen. Das Arbeitsklima war katastrophal und ich hatte, neben meiner Tätigkeit als Masseur, alle Hände voll zutun, um die Kolleginnen und Kollegen bei der Stange zu halten. Mehr als einmal musste ich miterleben, wie der Chef jemanden aus nichtigen Gründen fristlos entließ oder Kollegen nach „dem Zigaretten holen" einfach nicht mehr wiederkamen.

In dieser Zeit kam ich zum ersten Mal wissentlich mit lesbischen Frauen in Kontakt. Sie nahmen den Grünschnabel vom Lande unter ihre Fittiche. Dadurch hatte ich die Möglichkeit in eine Welt einzutauchen, die mir bis dahin völlig fremd gewesen war. Diese Frauen lebten, von der Außenwelt ausgegrenzt und ausgelacht, glücklich miteinander. Eines Tages machten sie mich mit einigen Transsexuellen bekannt. Und wieder öffnete sich mir eine neue Welt.

Leider musste ich feststellen, dass diese Menschen sehr unter ihrer Neigung zu leiden hatten. Dass Homo- und Transsexualität angeboren sind, wusste ich damals noch nicht. Ich wusste nicht, warum es Lesben, Schwule und Transen gibt, hatte aber kein Problem damit, diese Menschen so zu akzeptieren, wie sie nun einmal waren.

Nach und nach erkannte ich, dass diese psychische Belastung, ausgelöst durch Diskriminierung und Ausgrenzung in verschiedenen Fassetten, auch körperliche Störungen nach sich ziehen konnte. Oft reichte ein Gespräch aus, um Migräne oder Magenschmerzen zu lindern.

Da mir dieses Problem keine Ruhe ließ, befasste ich mich intensiv mit der Materie. Ich las, was mir in die Finger kam, stellte allerdings schnell fest, dass mir die Aussagen der Psycho-Päpste zu realitätsfern erschienen. Ich war mehr der Pragmatiker, der mit wenig Aufwand schnellstmöglich helfen wollte.

Oft reichten ehrliches Interesse, eine halbe Stunde Zeit und gesunder Menschenverstand völlig aus, um die größten „Seelenqualen" zu lindern. Ich musste mich nicht in aufwändigen und oft schwer durchschaubaren philosophischen Konstruktionen versteigen, um ein wenig Trost zu spenden. Eins plus eins ergab immer zwei. Und ein Auto blieb immer ein Auto, von welcher Seite aus man es auch betrachtete.

Das führte dazu, dass immer mehr Betroffene meine Nähe suchten und sich nach und nach die ersten Selbsthilfegruppen um mich herum bildeten. Mein Chef war zwar sehr entzückt über den Zulauf, hatte aber dann doch Angst um den Ruf seiner Praxis.

Als meine Stammpatientenliste immer länger wurde und die Liste des Chefs übertraf, wurde auch ich aus fadenscheinigen Gründen entlassen. Meine Schlingpflanzentherapie, wie er es nannte, wollte er in seiner Praxis nicht haben. Dass ich damit den Patienten nachhaltig helfen konnte, war ihm egal.

Nach verschiedenen Kurzanstellungen, bekam ich die Möglichkeit, mich selbstständig zu machen, und griff sofort zu. Jetzt war ich zwar mit meinen erst vierundzwanzig Jahren für alles selbst verantwortlich, was ich fabrizierte, erlebte aber nach den ersten Schreckensmonaten das Paradies auf Erden. Endlich hatte ich die Möglichkeit, all mein Wissen an den Patienten zu bringen.

Natürlich stieß ich schnell an meine Grenzen. Ich arbeitete mehr oder weniger meine Patienten ab. Meine Illusion vom ausschließlich helfen wollen, zerplatzte sehr bald. Die Konten wollten beobachtet werden. Die Abrechnung musste stimmen. Die Rezepte hatten vollständig ausgefüllt zu sein. Jede einzelne Behandlung musste dokumentiert werden, um von der Krankenkasse eine Bezahlung erhalten zu können. Bürokratie über Bürokratie bis zum Abwinken.

Um meinen immensen Verpflichtungen nachkommen zu können – ich musste schließlich meine Schulden abbezahlen, da es weder Praxisräume noch Inventar umsonst gibt –, konnte ich mich nicht ewig mit einem Patienten aufhalten. Ich gab mein Bestes, aber ich musste sehr schnell feststellen, dass ich mit meinen Behandlungslängen nicht weit kam. Ich musste schneller werden, ohne den Patienten zu vernachlässigen. So bastelte ich an meiner Akupressur herum, las weitere

Bücher darüber und konnte dadurch meine Behandlungszeiten verkürzen.

Eines Tages lief im Fernsehen eine Dokumentation über Südkorea. In einer kurzen Sequenz wurde die Koreanische Massagetechnik vorgestellt. Die Masseurin erklärte, dass mit dieser Methode auch hartnäckigste Muskelverklebungen gelöst werden könnten. Ich war sofort Feuer und Flamme, erkundigte mich beim Sender über die Redakteurin, die diese Dokumentation gedreht hatte und nahm mit deren Hilfe Kontakt zur Massageschule in Seoul auf. Obwohl die Cheflehrerin keine Europäer ausbilden wollte, konnte ich sie zu einer Ausnahme überreden. Ich flog dorthin und erlernte die Koreanische Massagetechnik.

Ich wandte die Technik natürlich sofort an. Das führte dazu, dass anschließend einige Patienten wegblieben, da ihnen diese Art der Massage als zu hart erschien. Dafür kamen andere dazu, die nicht nur begeistert waren, sondern mich sogar weiterempfahlen.

Als mein Sohn geboren wurde, musste ich mit ansehen, wie sehr sich Frauen quälen müssen, um ein Kind zur Welt zu bringen. Als ich dann – wieder durch eine Fernsehsendung – erfuhr, dass es in Südafrika Hebammen gibt, die es den Frauen ermöglichen, zumindest schmerzarm zu gebären, war ich erneut sehr angetan. Wieder erkundigte ich mich beim Sender und reiste anschließend nach Namibia und erlernte die Geburtsmethode der zwei Bäume.

Obwohl ich meine Patienten darüber informierte, wollte keine Frau diese Methode in Anspruch nehmen. Alle hatten Angst vor der Reaktion der Ärzte und Hebammen.

„Eine Frau muss Schmerzen haben. Das war schon immer so und wird auch immer so bleiben. Deinen neumodischen Kram kannst du dir an den Hut stecken", war der Kommentar einer Hebamme. Sie gab mir noch nicht einmal die Möglichkeit, diese Methode vorzustellen.

Um auch der vielen Schwellungen Herr zu werden, belegte ich einen Intensivlehrgang in Manueller Lymphdrainage. Als ich zum ersten Mal im Hörsaal der Schule saß, wunderte ich mich über die Methode, die mir hier präsentiert wurde. Ich hatte bis dahin nicht viel Ahnung von der Materie gehabt, wusste aber, dass diese Methode von der mir Bekannten in vielen Punkten erheblich abwich.

Als ich den Schulleiter darauf ansprach, erklärte er mir, dass die von ihm gelehrte Methode auf Effektivität getrimmt sei. Er und seine Ausbilder wollten dem Patienten so schnell wie möglich helfen und hatten daher ineffektive Griffe der alten Methode weglassen und neue Griffe, die schneller eine Wirkung zeigten, dazu genommen.

Ich feilte weiter an meiner Therapie herum, um schneller und besser zu werden. Allerdings reichte es mir nie so richtig. Es musste doch Möglichkeiten geben, um noch besser zu werden.

Eines Tages besuchte mich ein Vertreter, der mir Fango, Massageöl etc. verkaufen wollte. Wir kamen ins Gespräch und er berichtete mir von einem Arzt, der alte mit neuen Methoden verknüpfen und damit durchschlagende Erfolge erzielen würde. Man könne als Branchenangehöriger seine Seminare besuchen und schon nach kurzer Zeit sehr gute Erfolge am Patienten für sich verbuchen.

Ich war anfangs sehr skeptisch. Der konnte mir viel erzählen. Vielleicht handelte es sich nur um eine Verkaufsveranstaltung. Als ich aber irgendwie nicht weiterkam, rief ich den Arzt an und buchte ein Seminar.

In einem kleinen Hotel sollte der Wochenendlehrgang stattfinden. Ich weiß noch ganz genau, dass es an dem Tag wie aus Kübeln schüttete und der Wind mich und mein Motorrad fast von der Straße geweht hätte.

Die Welten, die uns der Arzt eröffnete, waren uns bislang völlig unbekannt gewesen. Er verknüpfte gekonnt altes Wissen, z. B. die chinesische Akupunktur, mit modernster Technik, wie z. B. dem piezzoelektrischen Impuls. Wir stachen also keine Nadeln in die Haut des

Patienten, sondern bearbeiteten die AkupunkturPunkte mit Licht oder mit Stromimpulsen. Wir erpendelten Störfelder oder suchten mit der Wünschelrute nach Energiebahnen, die nicht richtig funktionierten.

Diese Vorgehensweise steigerte meine Erfolgsquote spürbar. Die Methoden, die uns der Arzt an die Hand gab, ließen allerdings das eine oder andere Krankheitsbild immer noch außer Acht. Auch waren viele Schmerzlinderungen nicht nachhaltig genug. Ich konnte den Patienten zwar schnell von seinen schlimmsten Schmerzen befreien, allerdings blieb oft ein Restschmerz und es konnte ohne weiteres passieren, dass auch der akute Schmerz nach ein paar Tagen wieder da war.

Irgendwann stellte uns der Arzt einen Mann vor, der Energiebahnen im Körper entdeckt hatte. Dr Calligaris, ein Psychiater, der Ende des neunzehnten und Anfang des zwanzigsten Jahrhunderts in Italien gelebt hatte, verknüpfte Körper, Geist und Psyche miteinander und stellte fest, dass wenn man bestimmte Punkte – er nannte sie Plaques – auf der Haut manipulierte – er nannte es laden –, körperliche und psychische Veränderungen hervorrufen konnte. Da unser Arzt allerdings nur über ein paar wenige Grundkenntnisse verfügte und nach und nach die DollarZeichen in die Augen bekam, versuchte ich, so viel wie möglich über diesen Dr. Calligaris in Erfahrung zu bringen.

Eine Seminarteilnehmerin erzählte mir, dass sie vor einigen Monaten auf einen Mann gestoßen sei, der sich mit den Methoden des Dr. Calligaris sehr gut auskennen würde. Sie gab mir seine Telefonnummer. Als ich diesen Calligaris-Experten zum ersten Mal an der Strippe hatte, wollte sich kein gutes Gefühl bei mir einstellen. Irgendwie war mir der Mann suspekt. Da ich aber auf der anderen Seite so viel wie möglich über die Methode des Dr. Calligaris erfahren wollte, buchte ich ein Seminar bei diesem Mann.

In der Zwischenzeit erzählten mir ein paar Patienten ab und zu von so genannten Knochenbrechern. Zu denen konnte man gehen und sich „richten" lassen. Aufgrund dieser Aussagen befasste ich mich mit dem Thema Chiropraktik und nahm auch einmal an einem Schnupperkurs teil.

Allerdings sagte mir diese Methode absolut nicht zu. Da wurde an den Patienten teilweise mit roher Gewalt herum gebrochen und gebogen, dass es nur so knackte und knallte.

Allerdings nahm ich eine für mich Bahn brechende Erkenntnis mit nach Haus. Mir war klar geworden, dass beide Gelenkhälften immer regelrecht aufeinander stehen müssen, um einen normalen und schmerzfreien Bewegungsablauf zu garantieren. Stehen die Gelenkhälften nicht regelrecht, kommt es zur Knorpelabschilferung, zu Schmerzen und Bewegungseinschränkungen.

Dann fuhr ich nach Wien, um den Calligaris-Lehrgang zu absolvieren. Anfangs wurden wir von unserem Trainer über den Werdegang und die Erkenntnisse des Dr. Calligaris aufgeklärt. Danach wurden wir in Zweier-Gruppen eingeteilt und mussten gegenseitig unsere Plaques mithilfe verschieden großer Metall-Zylinder „laden".

Unser Trainer hatte uns erklärt, man könne anschließend aurasichtig werden, Krankheiten erkennen oder Hellsichtigkeit auslösen. Da ich ja bereits von Geburt an die eine oder andere Fähigkeit mit auf den Weg bekommen hatte, stellte ich meine eigene Aurasichtigkeit ab. Wie hätte ich sonst die Aurasichtigkeit nach Dr. Calligaris lernen sollen?

Leider stellte sich sehr schnell heraus, dass unser Trainer mehr vorgab zu können, als er tatsächlich drauf hatte. Er war nicht in der Lage, uns und unsere Sichtigkeiten zu kontrollieren.

Während wir luden und einige meiner Mitstreiter in grauenhafte Inkarnationen, also frühere Leben, abtauchten, saß der gute Mann vor uns und las Zeitung. Ich klinkte mich mehrfach aus, um zwei meiner Mitstreiter wieder ins Hier und Jetzt zu holen.

Ich absolvierte noch mehrere Seminare bei unserem Trainer, musste aber leider auch bei ihm einen gewissen Hang zur Bereicherung feststellen, der im Laufe der Zeit sehr ungesunde Formen annahm.

Durch ihn lernte ich einen Inder kennen, der mir anfangs sehr suspekt war. Er las mir aus seiner Palmblattbibliothek vor und erstaunte mich jedes Mal, da er Dinge preisgab, die er eigentlich nicht hätte wissen können. Dieser Inder lud mich nach Indien ein, um dem echten Ayur Veda begegnen zu können.

Dieses Ur-Ayur-Veda hat nichts mit dem Wellness-Ayurveda der Ölmassagen und heißen Steine zutun, das hier an jeder zweiten Straßenecke angeboten wird. Lakshmi und Shakti, zwei Damen um die achtzig, führten mir Heilmethoden vor, die mein Können locker in den Schatten stellten.

Ich hatte zwar inzwischen meine Ausbildung zum DGNS-Schmerztherapeuten abgeschlossen, war also nicht ganz unwissend, aber diese beiden Frauen ließen mich ganz alt aussehen.

Sie erklärten mir die Chakren. Anschließend musste ich eine Selbstanalyse durchlaufen, die einiges ans Tageslicht beförderte, das ich lieber verdrängt hätte. Meine Fehler, meine Schwächen, mein Selbstbetrug wurden gnadenlos aufgedeckt und auseinander genommen. Ich lernte viel über mich selbst, lernte, wie ich Fehleinschätzungen etc. vermeiden konnte.

Ich lernte, wie simpel das Ur-Ayur-Veda aufgebaut ist, wie ich mit minimalem Aufwand wirklich etwas bewegen konnte. Ich lernte, dass die Logik die entscheidende Rolle spielt, dass schon Wahrhaftigkeit zum Erfolg führen kann.

Am Anfang steht immer der Urgrund für eine Störung. Da jede Körperbeeinträchtigung eine psychische Ursache hat, muss diese herausgefunden werden. Erst dann kann eine sinnvolle Hilfe angeboten werden, die dann wiederum – vorausgesetzt sie wird vom Hilfesuchenden umgesetzt – zu erstaunlichen Erfolgen führen kann.

Obwohl mir die Materie geduldig erklärt wurde, brauchte ich viele Jahre, um hinter das Geheimnis des Ur-Ayur-Veda zu kommen. Immer wieder wurde ich getestet und in die Irre geführt, um mir diesen oder jenen Zusammenhang klarzumachen. In stockdunklen Tempeln zitterte ich um mein Leben. In Gebieten im Norden Indiens lernte ich die Welt und den wahrhaftigen Frieden des Matriarchats kennen. Und am Ende bekam ich ein original ayurvedisches Palmblatt. Ich war erstaunt über diese hohe Auszeichnung, da ich nicht vermutet hätte, jemals so weit zu kommen.

Und dass ich einmal der Letzte sein würde, der diese Botschaften erhalten hatte, hätte ich noch weniger gedacht. Allerdings hatte sich der Niedergang des Ur-Ayur-Veda über die Jahre hinweg bereits abgezeichnet. Als ich zum ersten Mal mit Lakshmi und Shakti zusammentraf, waren nur ein paar wenige Schülerinnen vor Ort. War es über tausende von Jahren eine hohe Ehre gewesen, Ayur-Veda-Heilerin zu werden, so hatte der Zulauf bereits in den 1980er Jahren spürbar nachgelassen.

Eltern, die sich früher ein Bein ausgerissen hätten, um ihre Tochter als Schülerin bei einer Heilerin unterbringen zu können, waren plötzlich skeptisch. War der Status der Heilerin noch hoch genug angesiedelt? Verdiente eine Heilerin noch genug, um sich und ihre Verwandtschaft zu ernähren.

Natürlich spielen oft rein egoistische Gründe eine Rolle. Es gibt in Indien viele Männer, die nicht arbeiten, und den Unterhalt ihrer teils astronomisch großen Verwandtschaft allein den Frauen überlassen. Somit geht es nicht darum, ob eine Tochter gern in die Schule gehen oder einen Beruf erlernen möchte, sondern rein ums Geld – sehr oft ums schnelle Geld.

Obendrein ist die Stellung der Heilerin in Indien abgerutscht. Ich musste selbst miterleben, wie Menschen, die immer mal wieder gekommen waren, um sich behandeln zu lassen, plötzlich ausblieben. Stück für Stück eroberte die Schulmedizin, von groß angelegter Werbung unterstützt, auch die letzten Dörfer. Plötzlich galt Ayur Veda als

Medizin der armen Leute oder der Rückständigen. Und wer wollte schon gern in diese Schublade gesteckt werden.

Dass dadurch plötzlich Erkrankungen auftraten, die es zuvor nicht gegeben hatte, und viele Menschen durch Arztrechnungen in den Ruin getrieben wurden, spielte keine Rolle. Für viele galt es plötzlich als chic, krank zu sein und mit dem Besuch bei einem „richtigen Arzt" anzugeben. Besonders die Männer taten sich da hervor. Denen war es völlig egal, dass im Gegenzug für ihre Arztrechnung und die teilweise völlig blödsinnige Medikamentierung mit oft lange abgelaufenen Pillen oder Salben ihre Familie hungern musste.

So blieb es nicht aus, dass eine Schülerin nach der anderen ihr Vorhaben aufgab oder aufgeben musste und ich als einziger Mensch übrig blieb.

Ich hoffe sehr, dass ich eine oder mehrere Schülerinnen finden werde, um zu verhindern, dass diese älteste aller Heilkunden endgültig ausstirbt. Dieses Schicksal hat im Laufe der Jahrhunderte schon mehrere Heilkunden ereilt – z. B. durch die Hexenverbrennung.

Wer mehr über mich, mein Leben oder meine Reisen erfahren möchte, lese meine Biographie „Am Fluss meines Lebens".

Ayur Veda

Ayur Veda ist ein Begriff aus dem altindischen Sanskrit und bedeutet: „Das Wissen vom langen, glücklichen, gesunden Leben."

Die ayurvedische Medizin ist die älteste bekannte Medizinform und der Vorläufer vieler, noch heute angewandter, Therapien. Das Reiki ist genauso daraus hervorgegangen, wie auch die Akupunktur. Indische Nonnen, die auswanderten, verbreiteten das Ayur Veda und passten es nach und nach den örtlichen Gegebenheiten an. Aber, man würde dem Ayur Veda Unrecht tun, wenn man es nur als Therapieform bezeichnen würde.

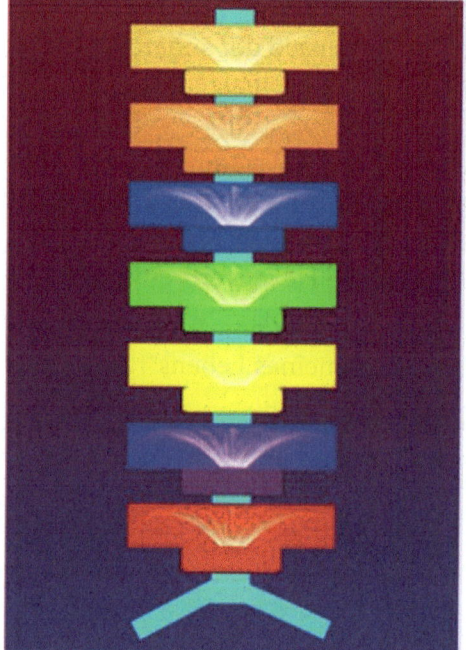

Ayur Veda ist eine Lebenseinstellung, ein Lebensgefühl, und somit viel mehr als nur eine Möglichkeit, Krankheiten zu heilen oder zu lindern. Menschen, die in einem ayurvedisch geprägten Leben stehen, setzen alles daran, die sieben Hauptchakren mit der für sie optimalen Energiemenge zu füllen und die einzelnen „Lotusblätter" in der für sie richtigen Drehrichtung zu halten.

Dazu werden die Chakren von unten nach oben geöffnet, so dass die Kundalini, die göttliche Energie, von unten nach oben aufsteigen kann, um letztendlich ein glückliches, zufriedenes und gesundes Leben zu ermöglichen.

Chakrenübersicht

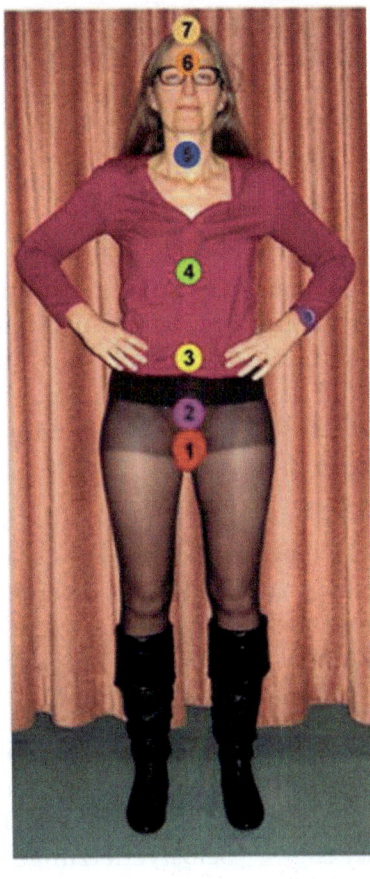

7. Chakra:

Glückliches, gesundes Leben

6. Chakra:

paranormale Fähigkeiten
z. B. Aurasichtigkeit

5. Chakra:

Kommunikation
z. B. Weitergabe des Gelernten

4. Chakra:

Gefühle
z. B. Angst, Freude, Mitgefühl

3. Chakra:

Intelligenz
Weiterentwicklung auf gradem
Weg

2. Chakra:

Sexualität - Gemeint ist die eigene Sexualität

1. Chakra Materie:

z. B. Partner Beruf, Wohnung, Auto

Beispiel einer typischen Chakrenstörung

Jedes dritte Mädchen und jeder fünfte Junge werden sexuell miss-braucht. Dieses weltweit am weitesten verbreitete Verbrechen führt zu erheblichen Störungen besonders des vierten Chakras.

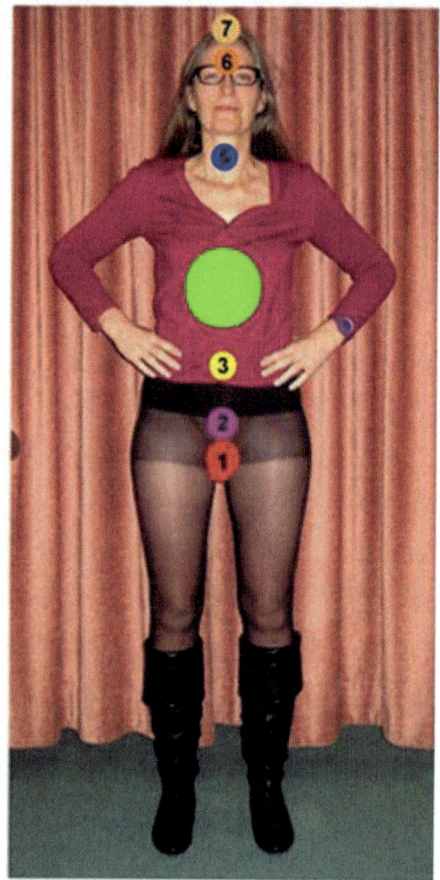

Opfern wird von Vater, Mutter, Oma, Opa, Bruder, Schwester, Lehrer etc., also von Menschen, die eigentlich für das Wohl des Opfers zuständig sein sollten, unmäßiges Leid zugefügt.

Viele Opfer haben große Probleme damit, diese Zwiespältigkeit zu verarbeiten. Eigentlich habe ich ja meinen Papi lieb. Warum macht er dann solch schlimme Sachen mit mir?

Dieses Gefühlchaos kann psychische Störungen auslösen, also z. B. zu Angst- und Panikattacken, Selbstverletzungen, Kontrollzwang oder Fremdmanipulation führen. Jede längerfristig anhaltende Gefühlsabweichung vom Mittelmaß zieht automatisch Konsequenzen im vierten Chakra nach sich.

Ich möchte an dieser Stelle einmal den Kontrollzwang als Beispiel heranziehen der, stetig größer werdend, auch Personen im Umfeld des Opfers beeinträchtigen kann.

Es werden also nicht nur der vermeintlich nicht ausgeschaltete Herd oder das vermeintlich nicht verschlossene Fenster mehrfach kontrolliert, sondern auch nach und nach die Bezugspersonen aus Familie, Freundes- und Kollegenkreis.

Der Täter muss das Opfer auf Schritt und Tritt kontrollieren, da er kein Interesse daran hat, sein verbrecherisches Treiben in der Öffentlichkeit wieder zu finden.

Dadurch wird das vierte Chakra immer weiter ausgedehnt und beginnt, andere Chakren zu überlagern.

Die Intelligenz wird von Gefühlen überlagert und es kommt zu Aktionen und Reaktionen, die sich ein nicht Betroffener kaum erklären kann. Die Logik bleibt auf der Strecke.

Nach und nach werden auch Sexualität und Kommunikation überlagert und ausschließlich nach den Gefühlen ausgerichtet. Menschen werden spontan aus nichtigsten Anlässen heraus beschimpft und die Sexualität wird nur noch übersteigert oder gar nicht mehr ausgelebt.

Im Laufe der Zeit wird es für das Opfer immer schwerer, der Realität zu folgen und ein normales Leben zu führen. Die eigene und die Existenz anderer werden gnadenlos aufs Spiel gesetzt. Das Gefühl, nicht zu jederzeit alles und jeden kontrollieren zu können, kann Selbstverletzungen auslösen oder sogar zum Selbstmord führen.

Anstatt intensive Gespräche zu führen, um dem Opfer seine extreme Gefühlsabhängigkeit vor Augen zu führen, werden oft viel zu früh Psychopharmaka in viel zu hohen Dosen verabreicht. Das Opfer wird ruhig gestellt. An die Ursachen möchte niemand heran. Schnell ist eine Medikamentenabhängigkeit erreicht, die die bereits bestehenden Probleme nicht wirklich löst und obendrein weitere aufwirft.

Nur wer an die Ursachen haarklein herangeht, hat, vorausgesetzt das Opfer macht mit, eine reelle Chance, diesen Teufelskreis zu durchbrechen und dem Opfer wirklich zu helfen.

Ayur-Vedische-Lymphbehandlung

Mit Hilfe der Ayur-Vedischen-Lymphbehandlung ist der Therapeut in der Lage, Lymphstauungen oder Wasseransammlungen im Gewebe zu behandeln. Eine Rechtsherzinsuffiziens, also zu wenig Sog auf Grund einer Herzmuskelschwäche, kann genauso einen Lymphstau auslösen, wie eine zerstörte Lymphbahn, ein entfernter Lymphknoten (im Volksmund fälschlicherweise Lymphdrüse genannt), eine Gelenksblockade oder einschnürende Kleidung.

Das Herz muss gestärkt werden. Während die Schulmedizin gern auf Medikamente zurückgreift, ist ein gezieltes Training als erste Wahl anzusehen. Gelenksblockaden müssen mit Hilfe der Impulsdehnung gelöst werden. Um eine zerstörte Lymphbahn oder einen entfernten Lymphknoten muss ein Umweg drainiert werden. Einschnürende Kleidung muss vermieden werden. Je länger Lymphe im Gewebe steht, desto härter, geliger wird sie, desto schwieriger und länger muss die Behandlung ausfallen.

Obendrein sollte darauf geachtet werden, dass z. B. eine passende Stützstrumpfhose (wichtig: kein Slip darunter tragen, da der Saum des Slips von der Stützwirkung der Strumpfhose ins Gewebe gedrückt wird und einen Lymphabfluss verhindern kann) oder ein passender BH getragen werden, der den Lymphfluss unterstützt, anstatt ihn abzuschneiden, wie bei vielen Bügel-BHs üblich. Auch die Träger sollten nicht einschneiden, um Einschnitte oder Staus auf den Schultern zu vermeiden. Ein großer Busen sollte durch einen längeren BH, ein Torselett etc. von unten gestützt werden. Das hilft nicht nur der Lymphe, sondern auch dem Rücken, da eine dauernde Vorneigung des Oberkörpers vermieden werden kann.

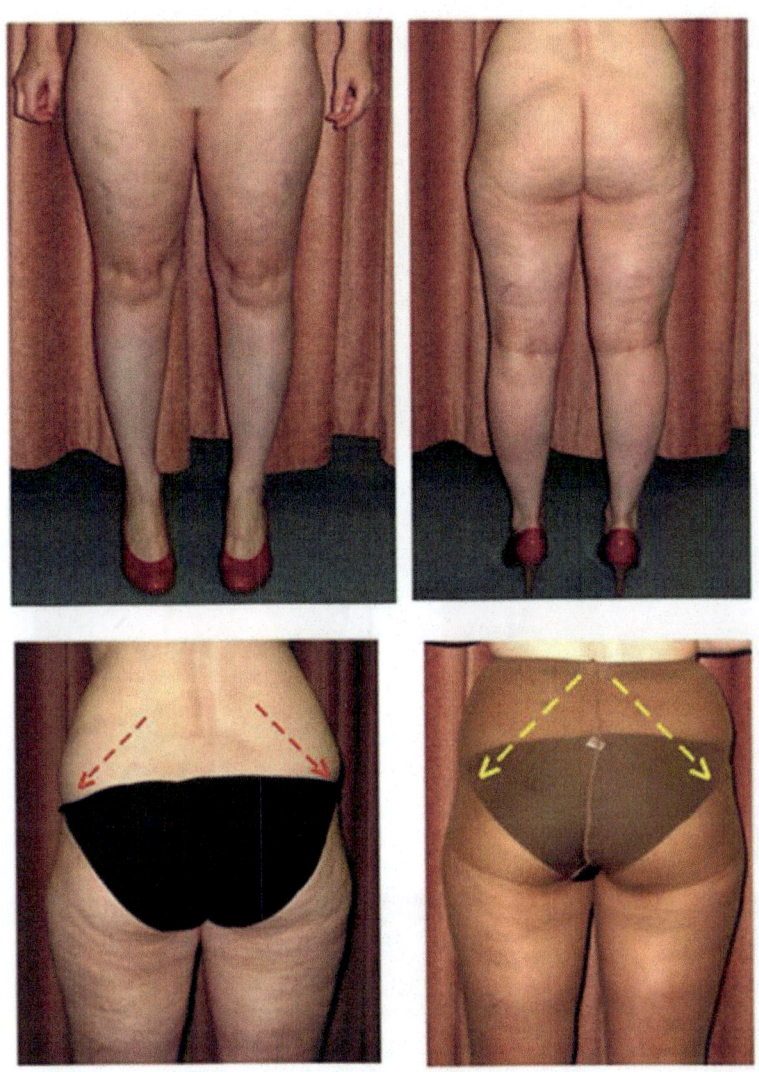

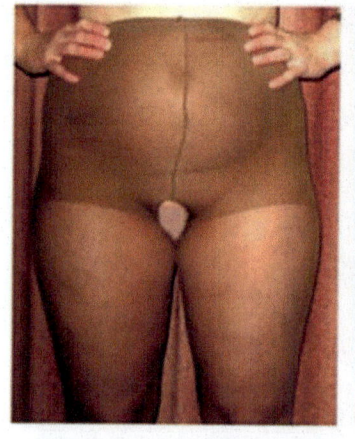
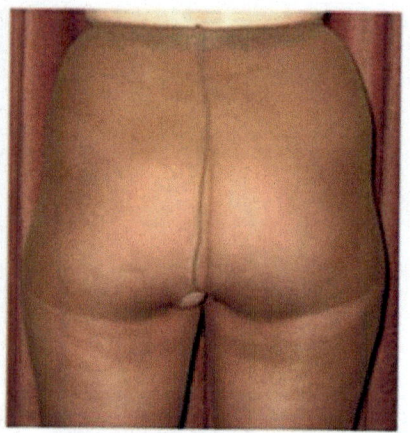

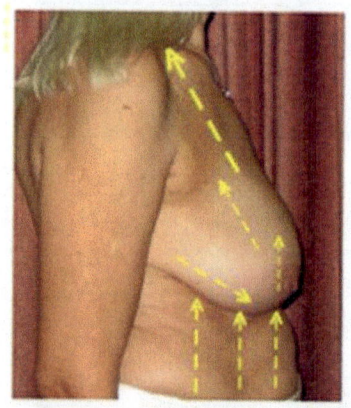
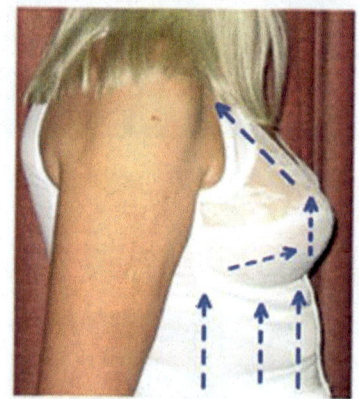

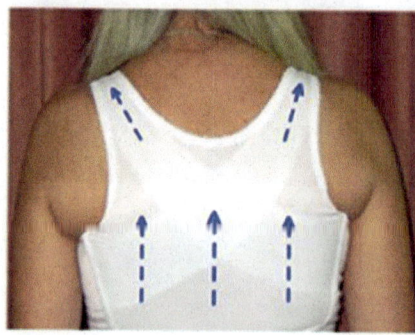

Am unbekleideten Busen ist klar zu erkennen, dass die Lymphe zuerst abwärts fließen muss, bevor es wieder bergan gehen kann.

Stoffwechsel

Körper ↓

Wasser

**Arterie
führt
Sauerstoff
und Nahrung
heran**

Zelle

Lymphe

Lunge ↑ **Niere** **Leber**

**Vene
entsorgt
Schlackenstoffe
und
Abfallprodukte**

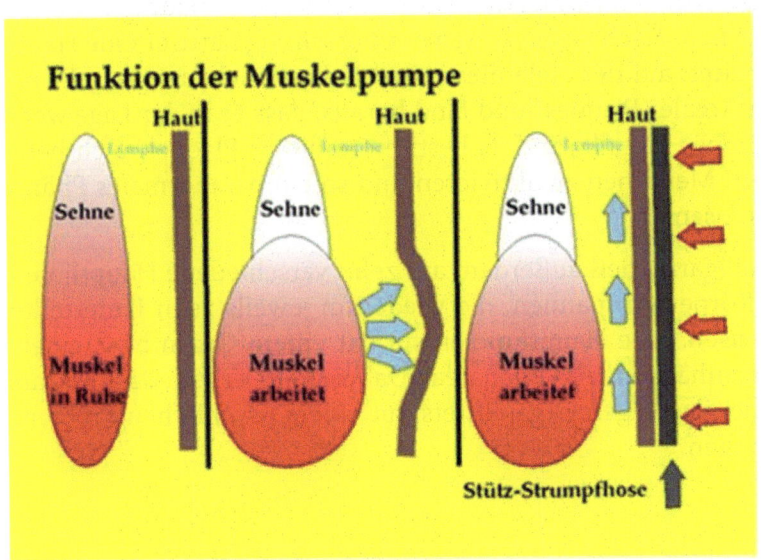

Funktion der Muskelpumpe

Haut · Lymphe · Sehne · Muskel in Ruhe

Haut · Lymphe · Sehne · Muskel arbeitet

Haut · Lymphe · Sehne · Muskel arbeitet

Stütz-Strumpfhose

Calligaris

Dr. Calligaris wurde 1876 in Italien geboren, studierte dort und arbeitete als Psychiater zuerst in verschiedenen Einrichtungen, später in eigener Klinik. Auffallend an ihm war, dass er seine Patienten nicht von vornherein als Idioten abstempelte, sondern erst einmal davon ausging, dass die merkwürdigen Gebaren, die diese Menschen an den Tag legten, nicht unbedingt auf eine geistige Verwirrtheit zurück zu führen waren, sondern der Realität entsprachen.

Wenn also jemand von sich behauptete, er würde Stimmen hören, obwohl sich niemand außer ihm im Raum aufhielt, dann glaubte Dr. Calligaris ihm und ließ sich berichten, was die Stimmen dem Patienten erzählten. Er traf auf Menschen, die Bilder hinter dem ganz normalen Alltagsbild erblickten. Auch in diesen Fällen ließ sich Dr. Calligaris beschreiben, was die Patienten zu sehen meinten.

Weiterhin stellte er fest, dass „Hellsichtige" und „Hellhörige" an bestimmten Stellen ihrer Haut Areale besaßen, die einen anderen elektrischen Hautwiderstand aufwiesen, als die Haut der „normalen" Menschen. Nach vielen Jahren der Forschung hatte er eine Hautkarte erarbeitet, auf der viele dieser Areale beschrieben waren. Er nannte diese Areale „Plaques" und fand heraus, dass er in der Lage war, mithilfe eines Metallzylinders bestimmte dieser Plaques auch bei „normalen" Menschen zu aktivieren und so ein paranormales Phänomen auszulösen.

Calligaris stieß außerdem auf zehn verschiedene Hauptlinien, die den Körper umspannen, die wiederum jeweils zehn Unterteilungen aufweisen. Jede Hauptlinie entspricht einem Organ bzw. einem zusammenhängenden Organareal. Dabei stellte er fest, dass Erkrankungen der jeweiligen Organe stets mit einem psychischen Problem einhergingen.

Hauptlinie	Psychische Störung	Organ
1	Geistige Zerstreuung Dissoziation	Gehirn und Nerven
2	Liebe, Leidenschaft Zuneigung	Darm
3	Vergessen, Vergesslichkeit	Mund, Speiseröhre, Magen
4	Erinnern, Erinnerung	Uro-Genital-Trakt
5	Hass	Leber
6	Konfusion	Niere
7	Schmerz	Milz
8	Genuss und Freude	Bauchspeicheldrüse
9	Ruhe und Schlaf	Atmungstrakt
10	Gefühle	Herz

Allerdings wirkte sich diese, für die Welt eigentlich Bahn brechende Erkenntnis sehr negativ auf seine weitere Karriere aus. Ihm wurden sämtliche Ämter entzogen und er verstarb 1944 als vergessenes Genie. Seine Bücher und Abhandlungen wollte niemand lesen. Erst als amerikanische Soldaten Sizilien eroberten, wurden seine Werke aus der Versenkung geholt und zu Forschungszwecken sowohl in Amerika als auch in Russland herangezogen. Leider legten die Geheimdienste der Siegermächte ihre Finger auf seine Publikationen und so verschwanden diese erneut von der Bildfläche. Erst in den 1980er-Jahren kam hier und dort etwas zum Vorschein und wurde im Laufe der Jahre zu einem mehr oder weniger vollständigen Werk zusammengefasst.

Altägyptische Ohrakupunktur

Bei Ausgrabungen in Ägypten fanden Forscher etwa pfenniggroße Löcher in den Ohren einiger mumifizierter Ägypterinnen vor. Anfangs wurde angenommen, diese Ohrlöcher hätten der Verzierung gedient.

Eines Tages setzte sich aufgrund von hieroglyphischen Hinweisen die Erkenntnis durch, dass sich Frauen diese Löcher beigebracht hatten, um Schwangerschaften zu verhindern.

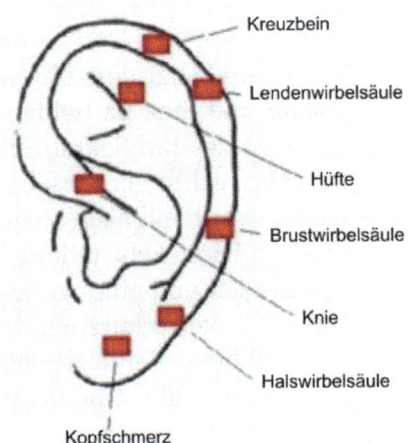

Kreuzbein

Lendenwirbelsäule

Hüfte

Brustwirbelsäule

Knie

Halswirbelsäule

Kopfschmerz

Weitere Geheimnisse konnten gelüftet werden, nachdem Steintafeln aus der Pharaonenzeit entschlüsselt worden waren, so dass eine umfassende Akupunkturmethode ans Tageslicht kam.

Nach Ansicht der alten Ägypter stellt das äußere Ohr seinen Besitzer als Kind im Mutterleib dar. So hatte man eine einfache, aber höchst effektive Heilmethode entwickelt, die von fast jedem Menschen schnell und ohne große Vorkenntnisse angewandt werden konnte.

Impulsdehnung

Vor vielen Jahren, noch während meiner Ausbildung, lernte ich die Chiropraktik kennen. Ich mochte diese Methode nie, da sie mir als zu hart erschien. Im Ayur Veda wird nicht eingerenkt. Beide Gelenkhälften werden durch einen Impuls voneinander getrennt. Dabei springen, geleitet von der normalen Spannung von Muskeln, Sehnen und Bändern, die Gelenkhälften wieder in ihre richtige Position zurück, völlig schmerz- und verschleißfrei.

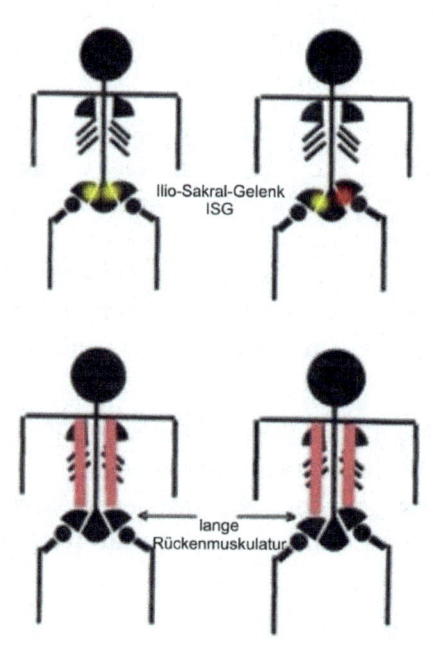

Die Grafik zeigt eine physiologische und eine pathologische Stellung des Ilio-Sakral-Gelenkes. Die rechte Beckenschaufel ist am Kreuzbein nach oben gerutscht. Diese Fehlstellung löst Schmerzen und eine rechtsseitige Muskelverkürzung aus. Obwohl beide Beine gleichlang sind, wird häufig eine Beinlängenverkürzung diagnostiziert und durch eine Absatzerhöhung manifestiert. Das wiederum führt zu einer dauerhaften Überbelastung der Wirbelsäule mit entsprechenden Folgen. Oft wird auch ein Bandscheibenvorfall diagnostiziert, der natürlich gern operiert wird. Was wiederum arge Probleme nach sich ziehen kann.

Ich rate dazu, die von einem echten Bandscheibenvorfall ausgelösten Schmerzen auszuhalten oder mit Schmerzmitteln zu betäuben, da der Vorfall normalerweise nach einer Weile eintrocknet und zumindest der größte Teil der Bandscheibe weiterhin einen Wirbel gegen den anderen abpuffert. Eine Entfernung der Bandscheibe oder die Implantierung einer künstlichen Bandscheibe oder eines Abstandhalters werfen meistens mehr Probleme auf, als sie Nutzen bringen.

Viele Menschen laufen mit einem Vorfall herum, ohne es zu bemerken. Nur wenn wichtige Funktionen, wie z. B. die Kontrolle von Stuhl und Harn ausfallen, ist eine OP wirklich ratsam.

Auch Schmerzen, die von einem verschobenen, also blockierten Wirbel ausgehen, sind mit der Impulsdehnung sehr oft einfach zu beheben.

Wirbelblockade mit Wurzelreizsyndrom

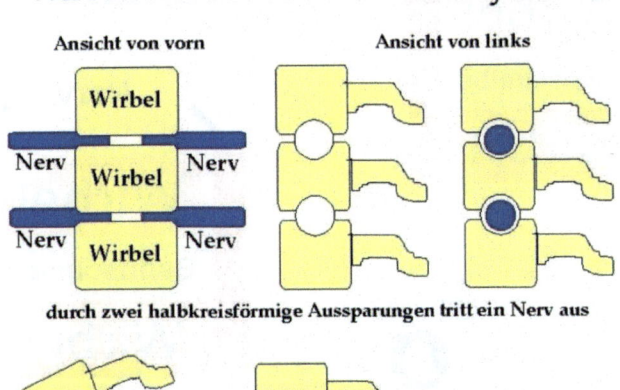

durch zwei halbkreisförmige Aussparungen tritt ein Nerv aus

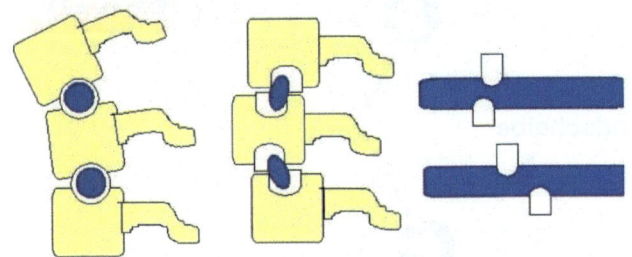

Wirbelblockade mit Einklemmung
des Nervs an seiner Wurzel

Bandscheibenvorfall

Die meisten Bandscheibenvorfälle lösen keinen Schmerz aus. Nur wenn der Vorfall einen Nerv einklemmt, tritt er überhaupt in Erscheinung. Eine OP sollte ausschließlich dann durchgeführt werden, wenn wichtige Körperfunktionen, wie z. B. Stuhl- oder Harnkontrolle verlorengehen.

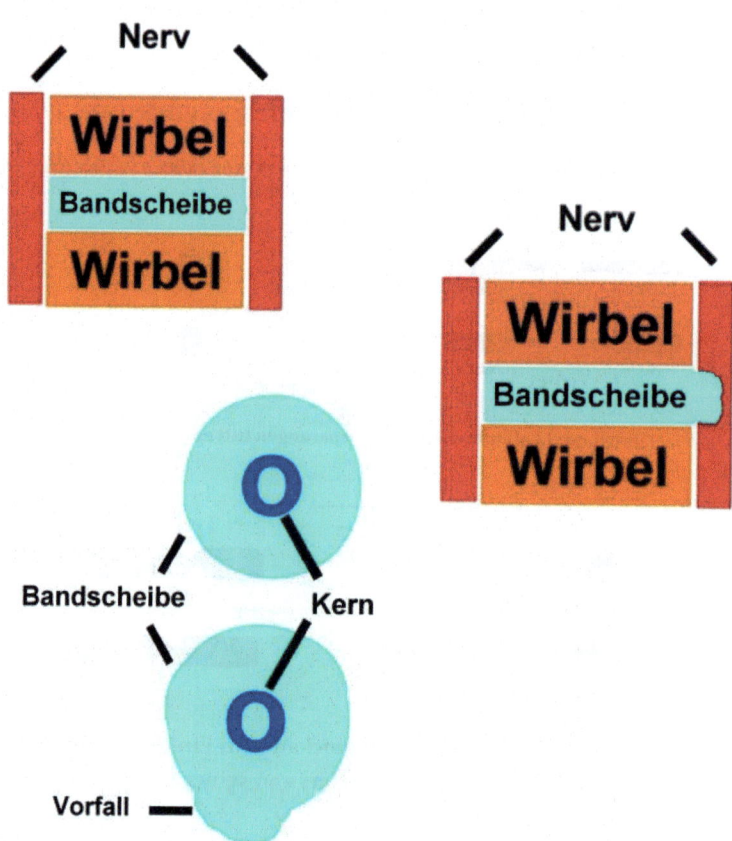

Koreanische Massage

Mit Hilfe der Koreanischen Massagetechnik wird der Behandler in die Lage versetzt, auch tiefliegende Muskelverklebungen zu lösen, die mit einer normalen, klassischen Massage nicht erreicht werden können. Obendrein wird der Körper in die Lage versetzt, angesammelte Schlackenstoffe, also Verbrennungsrückstände der Muskulatur, die durch die Koreanische Massage gelöst werden, mit Hilfe der Lymphe ab zu transportieren. Erst wenn die Ursache, also die Blockade, behoben ist, ist eine Massage sinnvoll, da sonst die Muskeln innerhalb kürzester Zeit erneut verspannen und verkleben.

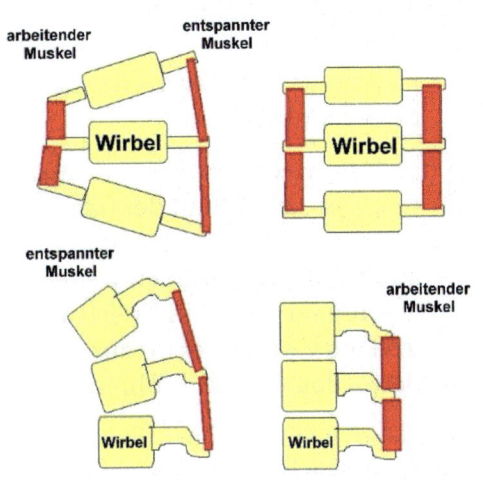

Eine Deblockierung mithilfe einer Impulsdehnung durchzuführen, ohne die Muskeln anschließend zu entspannen oder zu entkleben, ist nur von kurzer Erleichterung gekrönt, da sich Verklebungen selten, und dann auch nur sehr langsam, von allein auflösen.

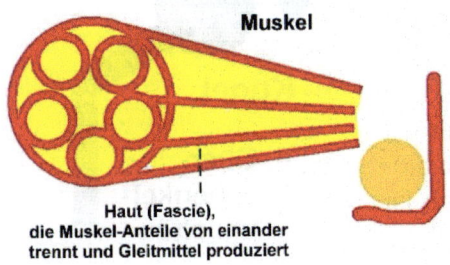

Muskel

Haut (Fascie),
die Muskel-Anteile von einander
trennt und Gleitmittel produziert

Muskeln bestehen aus mehreren Anteilen. Der eigentliche Muskel, also der Teil, der die Arbeit übernimmt, wird von einer Haut, genannt Fascie, umhüllt. Diese Fascie trennt einzelne Muskelanteile voneinander und produziert ein Gleitmittel, das dafür sorgt, dass die Muskelanteile aneinander vorbei gleiten können.

Wird z. B. durch eine Gelenksblockade ein Schmerz ausgelöst, versucht der Patient natürlich, diesem auszuweichen und nimmt eine Schonhaltung ein. Diese Bewegungseinschränkung führt dazu, dass nur wenig Gleitmittel produziert wird. Nach einer gewissen Zeit können dann die Fascien miteinander verkleben.

Muskelfunktion

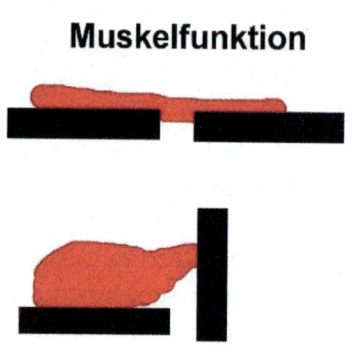

Das wiederum kann dazu führen, dass, auf Grund der damit verbundenen Schmerzen, die Bewegungsmöglichkeit noch weiter eingeschränkt wird. Ein Kreislauf wird in Gang gesetzt, der bis zur völligen Bewegungslosigkeit führen kann.

Durch einen elektrischen Impuls, der vom Gehirn über das Rückenmark und die Nerven an den Muskel gelangt, wird eine Kontraktion, also eine Verkürzung ausgelöst. Der sich verkürzende Muskel, der fest mit einem Knochen verbunden ist, zieht einen zweiten Knochen zu sich heran. Eine Bewegung entsteht.

Um diesen Teufelskreis aus Schmerz, eingeschränkter Bewegungsmöglichkeit, noch mehr Schmerz, noch mehr Einschränkung zu durchbrechen, sollte zu allererst die Ursache, also die Gelenksblockade gelöst werden. Erst danach ist es ratsam, die Muskeln zu entkleben, eine Mehrdurchblutung zur Ver- und Entsorgung des Muskels in Gang zu setzen.

Hüftgelenk

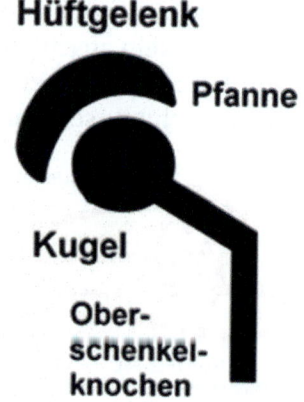

Pfanne

Kugel

Ober-
schenkel-
knochen

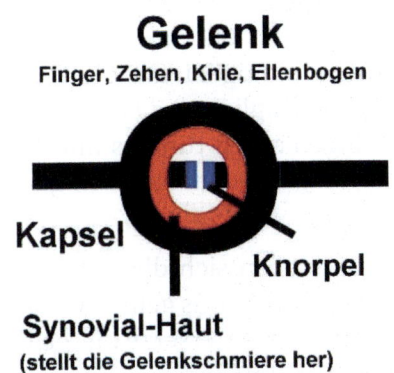

Gelenk
Finger, Zehen, Knie, Ellenbogen

Kapsel

Knorpel

Synovial-Haut
(stellt die Gelenkschmiere her)

Gern werden solche Schmerzzustände dazu verwandt, Gelenksspiegelungen, Knorpelglättungen oder Prothesen einzusetzen. Der Patient sollte allerdings bedenken, dass während der Spiegelung Bakterien eindringen und eine Entzündung auslösen können. Obendrein werden gern Knorpel, der oft gar nicht relevant schadhaft ist, geglättet oder abgetragen und die Synovialhaut entfernt, was zu einer Austrocknung des Gelenkes führen kann. Das kann wiederum dazu führen, dass einige Zeit später eine Prothese eingesetzt werden muss. Ein Schelm, der Böses dabei denkt.

Afrikanische Geburtsmethode

Die Schwangere bereitet sich so früh wie möglich auf die Geburt vor. Sie trägt keine Hosen mehr, masturbiert täglich und beginnt, ihre Vagina immer weiter auszudehnen. Einige Frauen tun das mit ihren Händen, andere benutzten einen aufblasbaren Dehnstab. Den gibt es z. B. in der Apotheke.

Treten die ersten starken Wehen auf, stellen sich die Gebärende und die Helferin in einem Türrahmen gegenüber. Das geht sowohl im Krankenhaus, als auch zu Haus. Der Türrahmen ersetzt die beiden Bäume, zwischen denen das Ganze in Afrika stattfindet.

Die Gebärende legt ihre Stirn auf das Brustbein der Helferin. Die Helferin legt ihre Hände rechts und links auf die Hüften der Gebärenden. Die Gebärende kann sich auf diese Weise gegen den Türrahmen abstützen und gegen die Helferin. Sie hat damit die Möglichkeit, dem Schmerz auszuweichen. Die Helferin kann durch die Verlagerung ihrer Hände die Gebärende unterstützen. Der Muttermund kann sich in kurzer Zeit öffnen. Kommt das Kind, geht die Gebärende in die Hocke. Die Helferin folgt ihr. Das Kind wird von einer Hebamme in Empfang genommen.

Alle Gebärenden haben mir berichtet, dass sie kaum Schmerzen verspürt hatten und die Geburt viel schneller vonstatten gegangen war, als bei ihren vorherigen Geburten. Auch der Ausstoß der Placenta dauerte nicht lange. Außerdem verkürzte sich das Wochenbett, also die Rückbildungzeit der Gebärmutter, um ein Vielfaches.

Diese Methode ist sehr schonend für Mutter und Kind. Allerdings sollte vorher unbedingt abgeklärt werden, ob eine solche Geburt möglich ist. Bei Komplikationen, wie z. B. der Steißlage, sollte die Gebärende mit Fachleuten darüber sprechen.

Die Verknüpfung

Um den Rahmen dieses Büchleins nicht zu sprengen, möchte ich auf die ausführliche Erläuterung der einzelnen Elemente verzichten. Allein das Wissen über Ayur Veda würde Tausende von Seiten füllen.

Anhand eines Beispiels möchte ich klarmachen, wie mehrere Elemente miteinander verknüpft werden können:

Herzinfarkt

Ursache nach Calligaris: Angst

Ayur Veda: 4. Chakra = Gefühle

Ein Mann ist von Beruf Manager. Seine Eltern haben ihn während seiner Kindheit und Jugend bereits dermaßen unter Druck gesetzt, dass er seit der Zeit unter massiven Versagensängsten leidet. Diese Angst ist er niemals losgeworden und sie führt letztendlich zum Herzinfarkt.

In diesem Fall führt uns Dr. Calligaris zur Ursache, zur Angst, und die ayurvedische Medizin zur Lösung des Problems. Das vierte Chakra als Sitz der Gefühle bekommt nicht genug Energie oder dreht in die falsche Richtung. Darum sollte dringend eine Durchforstung der unteren vier Chakren stattfinden. So kann sehr schnell festgestellt werden, ob und wie der Hilfesuchende seine Verhaltensweisen verändern muss, um ein glückliches Leben führen zu können.

Ursachenforschung

Nach Ayur Veda und auch nach Calligaris haben alle körperlichen Erkrankungen oder Störungen eine psychische Ursache. Wir bleiben einmal beim Beispiel „Angst". Angst ist ein ganz normales und oft auch ein wünschenswertes Gefühl. Die Angst verhindert, dass wir einfach blind ins Unglück laufen. Angst kann aber auch, in übersteigerter Form, dazu führen, dass wir nicht mehr in der Lage sind, irgendetwas zu tun und uns damit ein Stück Lebensqualität verloren geht. Das gesunde Mittelmaß ist also gefragt.

Genauso darf ich mich für zwei Minuten über etwas aufregen. Ich darf sogar schimpfen, muss dann aber wiederum auch die Gleichgültigkeit besitzen, mich schnellstens wieder abzuregen. Ich darf mich auch schämen oder ärgern oder geizig sein, aber nie länger als etwa zwei Minuten. Lasse ich es zu, dass diese Gefühle Besitz von mir ergreifen, kann ich mit großer Wahrscheinlichkeit davon ausgehen, dass ich gesundheitliche Störungen auslöse.

In der nun folgenden Auflistung ist zuerst das psychische Problem genannt, wie bereits im Calligaris-Kapitel als Tabelle aufgeführt.

In einem zweiten Schritt ist das Problem als Frage formuliert.

Mit A) bis I) sind die Unterteilungen der jeweiligen Hauptlinie aufgeführt. Hier sind die Lebensbereiche (z. B. Arbeit) genannt, auf die sich die falsche Denkweise bezieht und welches Organteil früher oder später geschädigt wird.

Zum besseren Verständnis tragen die Beispiele bei. Diese scheinen überzogen oder gar lustig zu sein, kommen aber so oder in ähnlicher Form durchaus vor.

1. Dissoziation – geistige Zerstreuung

Beispiel für Dissoziation: Ich sehe ein Auto und mir fällt dazu das Wort Birnbaum ein und nicht das Wort Lenkrad oder das Wort Reifen. Reifen und Lenkrad sind Assoziationen zum Begriff Auto, Birnbaum dagegen ist eine Dissoziation.

Frage: Warum bin ich geistig zu viel oder zu wenig zerstreut?

A) Zuneigungen, Arbeit
   Cortex cerebrum, Steuerung des Darmes

Beispiel: Ich bin bei der Arbeit zerstreut und mir fällt zu dem vor mir auf dem Schreibtisch liegenden Rechnungsformular das Wort Wäscheklammer oder das Wort Badesee ein. Ich darf ohne weiteres einmal abschweifen.

Passiert mir das aber dauernd und ich muss erst eine längere Zeit überlegen, ob ich eine Rechnung bezahlen muss, dann habe ich den normalen Zerstreuungsrahmen verlassen und bekomme nicht nur Ärger mit der Chefin, sondern auch Probleme mit meiner Darmsteuerung.

Ich muss also lernen, mich in diesem Fall auf das Rechnungsformular zu konzentrieren.

Bin ich aber zu exakt und habe nicht mehr die Möglichkeit, mich zwischendurch zu zerstreuen, bekomme ich ebenfalls Probleme mit der Darmsteuerung.

B) Vergesslichkeit, Kunstverständnis
   Subcortex superior, Steuerung des Magen

Beispiel: Ich darf natürlich etwas zur falschen Zeit und am falschen Ort vergessen.

Wenn ich aber zum Bahnhof gehe und vergessen habe, dass hier nur Züge fahren, und ich in einem solchen niemals eine Opernaufführung erleben werde, wird es kritisch.

C) Erinnerung, Naturbilder
Subcortex inferior, Steuerung des Urogenitaltraktes

Beispiel: Ich erinnere mich, dass der See, an dessen Ufer ich als Kind oft gespielt habe, eine dunkle Wasserfarbe aufwies und von Schilf gesäumt war. Das ist in Ordnung. Wenn ich aber nach längerem Nachdenken der Meinung bin, dass das Wasser rot war und an seinem Ufer Gartenzwerge wuchsen, habe ich ein Problem.

D) Hass, Konzepte der Gesellschaft
Hirnbasis, Cerebellum und Steuerung der Leber

Beispiel: In der Schule sitze ich auf meinem Platz und schaue den Lehrer an, der an seinem Pult sitzt.

Probleme habe ich, wenn ich auf die Tafel klettere, dem Lehrer einen Vortrag über das Selbstbewusstsein der Küchenschabe halte und gleichzeitig versuche, mit den Fersen ein Lied zu singen.

E) gesamt
Hinterhirn, Steuerung der Nieren

Beispiel: Ich gehe zum Reifenhändler und bestelle die falsche Reifengröße, weil ich nicht mein Auto vor Augen habe, sondern das Motorrad meiner Frau. Kann passieren.

Wenn ich aber zum Reifenhändler gehe und mit lautem Geschrei nach einem Obstkorb verlange und die umliegenden Reifen nicht als solche, sondern als Müsliriegel identifiziere, ist der kritische Punkt überschritten.

F) Schmerz, Menschlichkeit und Religion
Medulla cervical und Steuerung der Milz

Beispiel: Ich kann meinen Bauchschmerz nicht genau orten und meine, er könnte vom Genuss von zu viel Süßigkeiten herrühren. Kein Problem.

Spüre ich aber den Bauchschmerz am Hinterkopf und meine, dass die vorüber fliegenden Kirchen daran schuld sind, ist eine Therapie angeraten.

G) Genuss, Vaterland
    Medulla dorsalis und Steuerung der Bauchspeicheldrüse

Beispiel: Ich genieße es sehr, dass ich in einem hoch entwickelten Land leben darf. Kein Problem.

Geht es mir allerdings dauernd schlecht, weil ich die Vorteile diese Landes nicht sehe und meine, es ginge mir nur gut, wenn ich jeden Tag mit dem Bundespräsidenten speisen würde, dann stimmt etwas nicht.

H) Schlaf, Familie
    Medulla lumbo sacral, Steuerung der Lunge

Beispiel: Ich habe kurzfristige Schlafprobleme, weil meine Frau nachts einen Wadenkrampf bekommt. Kann passieren und ist nicht weiter bedenkenswert.

Habe ich aber oft Schlafprobleme, weil ich dauernd an die arme Stubenfliege denken muss, die immer wieder versucht „Hoch auf dem gelben Wagen" zu singen, ja dann ist etwas faul.

I) Emotionen, sexuelle Liebe
    Nervenwurzeln und periphere Nervenäste, Steuerung des Herzens

Beispiel: Manchmal fallen mir Situationen ein, die ich mit meinen verflossenen Freundinnen erlebt habe, während ich meine Frau ansehe. Das kann passieren.

Sehe ich aber meine Frau an und schließe daraus, dass es einmal wieder an der Zeit ist, einen Baum zu fällen oder das Zebra von seinen Streifen zu befreien, habe ich die Schmerzgrenze überschritten.

2. Liebe, Leidenschaften und Zuneigungen

Frage: Warum liebe ich zu viel oder zu wenig? Liebe ich wirklich oder klammere ich nur? Will ich beherrschen, statt zu lieben? Welchen Leidenschaften gehe ich zu viel oder zu wenig nach?

Erläuterung: Ich liebe zu viel, wenn die Liebe Aufopferung und damit Verzicht bedeutet.

A) Sexualität
   Zwölffingerdarm

Beispiel: Ich verehre eine Frau. Diese erwidert meine Zuneigung nicht und es geht mir nach ein paar Stunden wieder gut.

Habe ich aber wochenlang arge Essprobleme und magere ab, weil mir aufgrund von Bauchschmerzen nichts mehr schmeckt, wird es kritisch.

B) Familie
   Oberer Dünndarm

Beispiel: Ich bin gern mit meiner Frau und meinem Sohn zusammen. Manchmal geht es mir nicht gut, weil ich zu sehr darauf bedacht bin, in einer harmonischen Familie zu leben. Das ist okay. Wenn mir meine Familie aber völlig egal ist und es mich überhaupt nicht interessiert, ob meine Frau mit einem anderen Mann in den Urlaub fährt und mein Sohn gerade die Schule in Brand gesteckt hat, dann habe ich ein Problem. Auf der anderen Seite kann ein übertriebenes Harmoniebedürfnis ebenfalls zum Problem werden.

C) Heimat
   Unterer Dünndarm

Beispiel: Ich wohne gern in unserem Dorf, fahre aber ab und zu in ein anderes Land, um Urlaub zu machen oder dort zu arbeiten. Alles gut.

Kritisch wird es, wenn ich niemals aus dem Haus gehe und selbst einen tollen Job ablehne, um ja nicht vor die Tür zu müssen, wenn ich noch nicht einmal mein Paket von der Post holen will.

D) Menschheit und Religion
    Blinddarm und Wurmfortsatz

Beispiel: Ich bete einmal am Tag zu Gott und gehe mehrmals im Jahr in die Kirche. Das ist in Ordnung.

Wenn ich aber meine Wohnung kündige, um in der Kirche zu wohnen oder mich weigere, überhaupt einen Gott (höheres Wesen) oder eine Kirche zu erkennen, kann es auf Dauer eng werden.

E) Liebe gesamt
    Anfang des aufsteigenden Dickdarmteiles

Beispiel: Es ist kein Problem, wenn ich in der Nähe meiner Frau oder meiner Freundin sexuelle Gefühle habe.

Wenn ich aber das Bedürfnis habe, mit Vater, Mutter, Bruder und sechs Nachbarn das Bett zu teilen und das auch noch gleichzeitig, dann ist der normale Bereich überschritten.

F) Gesellschaft
    Ende des aufsteigenden Dickdarmteiles

Beispiel: Ich lebe gern in unserem Dorf, auch wenn ich nicht mit allem einverstanden bin, was der Gemeinderat so beschließt. Alles ganz normal.

Baue ich aber direkt vor dem Rathaus ein Zelt auf, um „meinem“ Bürgermeister stets nahe zu sein oder verprügele die Mitglieder des Gemeinderates, bekomme ich bestimmt Probleme.

G) Natur
    Querverlaufender Dickdarmteil

Beispiel: Ich liebe meine Pflanzen, sehe aber ein, dass ich ab und zu den Rasen mähen und die Hecke schneiden muss. Alles ganz normal.

Liege ich aber heulend in meinem verwucherten Garten, weil der Nachbar seinen Rasen, trotz meines Protestes, mäht, dann habe ich ein Problem.

H) Kunst
Absteigender Dickdarmteil

Beispiel: Ich liebe die Musik und höre oder spiele diese immer einmal wieder. Kein Problem.

Bekommen mich aber meine Frau und mein Arbeitgeber nicht mehr zu sehen, weil ich pausenlos von morgens bis abends Musik höre, oder mache, wird es kritisch.

I) Arbeit
Enddarm und Ausgang

Beispiel: Ich arbeite gern in unserem Betrieb, ärgere mich manchmal über die Überstunden, bin sonst aber sehr zufrieden. Das ist gut so.

Probleme werde ich bekommen, wenn ich lustlos zur Arbeit gehe, nur das Nötigste erledige, und das auch noch schlecht, und jede Überstunde ablehne. Ebenfalls problematisch wird es, wenn ich mein Bett unter meinem Schreibtisch aufschlage.

3. Vergessen und Vergesslichkeit

Frage: Was kann ich nicht vergessen?

Oder: Was habe ich vergessen, was ich nicht vergessen sollte?

A) Sexualität
Magenpförtner

Beispiel: Ich vergesse den Sex schon einmal, wenn ich arbeite, lese oder im Kino bin. Das ist völlig normal.

Kann ich Sex aber nicht für einen Moment aus meinem Kopf verbannen und muss bei jedem Menschen, der mir begegnet sofort an Beischlaf denken, habe ich ein Problem.

Vergesse ich den Sex aber total, wird es mir auf Dauer auch nicht gut gehen.

B) Familie
Unterer Magenteil

Beispiel: Kein Problem ist es, wenn ich meine Großmutter einmal während des Autofahrens vergesse.

Fahre ich aber täglich zu ihr, obwohl es ihr gut geht und sie meine Hilfe nicht braucht, weil ich sie einfach nicht mal für kurze Zeit vergessen kann, wird es kritisch.

C) Heimat
Mittlerer Magenteil

Beispiel: Normal ist es, wenn ich ab und zu an meine Heimat denke.

Vergesse ich aber, woher ich gekommen bin, bekomme ich ein Problem.

D) Menschlichkeit und Religion
Oberer Magenteil

Beispiel: Ich denke ab und zu an Hilfsprojekte in der Dritten Welt. Völlig in Ordnung.

Ein Problem bekomme ich, wenn ich diese Hilfsprojekte nicht mehr aus dem Kopf bekomme und nicht für einen Moment vergessen kann. Darunter leidet dann nicht nur meine Arbeit.

E) gesamt
Magenmündung

Beispiel: Ich bin so vergesslich, dass mir mein Name nicht mehr einfällt. Ich habe also ein Problem.

Vergesse ich aber ab und zu einmal in einer angespannten Situation meine eigene Telefonnummer, ist das normal.

F) Gesellschaft
Unterer Speiseröhrenteil

Beispiel: Es kann ohne weiteres vorkommen, dass ich vergesse die Zeitung zu lesen und dadurch nicht informiert bin.

Vergesse ich aber nicht nur täglich, mich zu informieren, sondern auch das Lesen an sich, wird es kritisch.

G) Natur
Oberer Speiseröhrenteil

Beispiel: Ich darf, ohne dass es ein Problem für mich darstellt, meinen Garten einmal vergessen.

Denke ich aber ausschließlich über meinen Rasen oder die Blumen nach, bekomme ich ein Problem.

H) Kunst
Rachen

Beispiel: Ich höre gern Musik oder besuche ein Museum.

Lasse ich es allerdings zu, dass ich diese schönen Sachen nicht für einen Moment vergessen kann und gedanklich oder real von Auftritt zu Auftritt und von Museum zu Museum hetze, sollte ich meine Lebenseinstellung einmal überprüfen.

I) Arbeit
Mundhöhle

Beispiel: Um eine ernsthafte Störung meiner Gesundheit zu vermeiden, ist es angebracht, ab und zu nicht an meine Arbeit zu denken, diese für Stunden oder Tage zu vergessen und einfach einmal abzuschalten oder Urlaub zu machen.

4. Erinnerung

Erläuterung: Sich nicht erinnern und etwas vergessen haben sind zwei unterschiedliche Angelegenheiten. Wenn wir etwas vergessen, ist es „weg" und kann nicht mehr erinnert werden.

Frage: An was erinnere ich mich zu viel oder zu wenig?

A) Sexualität
   Harnorgangewebe

Beispiel: Da war doch noch was! Ich kann mich aber nicht erinnern, was da noch war. Ich glaube, es war sehr angenehm. Eine fehlende Erinnerung wird zum Problem, wenn man mit Gewalt versucht, sich zu erinnern. Ruhig angehen lassen ist besser als stundenlanges Grübeln.

B) Familie
   Harnleiter

Beispiel: Wie hieß noch mal meine Cousine achten Grades? Keine Ahnung, kann mich im Moment nicht erinnern. So etwas kann vorkommen.

Kann ich mich aber nicht erinnern, wie meine Mutter heißt, wird es eng und könnte Ärger geben.

C) Heimat
   Eierstöcke und Hoden

Beispiel: Aus welchem Ort stamme ich noch? Ach, richtig, ich erinnere mich, aus Berlin. Problematisch wird es, wenn meine Erinnerung mir zu München rät.

D) Menschlichkeit und Religion
   Ei oder Samenleiter

Beispiel: Es ist nicht weiter schlimm, wenn ich mich nicht sofort an den Namen unseres Pfarrers erinnere.

Narrt mich meine Erinnerung aber ständig und ich spreche jeden dunkel gekleideten Menschen mit „Herr Pfarrer" an, wird es auf Dauer brenzlig.

E) gesamt
Produktionsstätte von Eiern oder Sperma im Eierstock bzw. Hoden

Beispiel: Manchmal kann ich mich an alles Mögliche nicht erinnern, später fällt es mir dann aber doch wieder ein und ich kann meine Erinnerungslücken schließen. Das ist in Ordnung und kommt vor.

Kann ich mich aber auch später oder überhaupt nie an Alltägliches erinnern, habe ich ein Problem

F) Gesellschaft
Gebärmutter und Prostata

Beispiel: Wo bin ich noch zur Schule gegangen? Ach ja, dort war es. Alles gut.

Keine Ahnung, ich erinnere mich noch nicht einmal an einen Lehrer oder daran, wie die Schule ausgesehen hat. Das ist ein kritischer Zustand.

G) Natur
Vagina und Penisschwellkörper

Beispiel: Was unterscheidet eine Buche von einer Trauerweide? Ja, ich erinnere mich, Blätter und Wuchs sind unterschiedlich. Das ist in Ordnung.

Böse enden wird es, wenn ich mir die Frage stelle: Buche? Was ist eine Buche?

H) Kunst
Klitoris und Penis

Beispiel: Wie hieß noch gleich der Maler, der den armen Poeten, im Bett liegend, mit Regenschirm gemalt hat? Richtig, ich erinnere mich, Spitzweg hieß der.

Problematisch wird es, wenn ich mich nicht daran erinnere was ein Maler ist.

I) Arbeit
Schamlippen, Klitorisvorhaut, Hodensack und Penishaut

Beispiel: Verdammt, jetzt erinnere ich mich nicht mehr daran, welche Rechnung ich noch überweisen wollte. Eine Stunde später fällt es mir wieder ein. Kann passieren – gerade in Bezug auf Rechnungen kommt das schon mal vor.

Schlimm kann es werden, wenn ich mich nicht mehr daran erinnere, was eine Rechnung ist.

5. Hass

Erläuterung: Die Leber wird in Streifen aufgeteilt, die von oben nach unten verlaufen und von links nach rechts nummeriert sind.

Frage: Was hasse ich?

Oder: Wo mache ich gute Miene zum bösen Spiel'?

A) Sexualität
1. Streifen

Beispiel: Ich habe im rechten Moment keine Erektion bekommen und ärgere mich eine Minute darüber. Kein Problem, kann vorkommen.

Zur Katastrophe kann es führen, wenn ich mir diese mmentane Schwäche nicht verzeihen kann und mich dafür hasse.

B) Familie
2. Streifen

Beispiel: Mein Vater gibt mir eine Ohrfeige. Ich bin sauer, kriege mich aber bis zum Abendessen wieder ein. Kein Problem.

Steigere ich mich aber so weit in den Hass hinein, dass ich meinem Vater nach dem Leben trachte, kann es problematisch werden.

C)   Heimat
     3. Streifen

Beispiel: Ein Teil des Waldes, in dem ich als Kind gespielt habe, ist
angesteckt worden und abgebrannt. Darüber darf ich mich natürlich
zwei Minuten aufregen.

Ich sollte aber dem Hass nicht so viel Raum geben, dass ich jahrelang nichts weiter im Kopf habe, als den Brandstifter zu ermorden.

D)   Menschlichkeit und Religion
     4. Streifen

Beispiel: Ich finde es nicht gut, dass im Namen Gottes gemordet
wird. Es ist mein gutes Recht, so etwas nicht gut zu finden.

Werde ich aber selbst zum Mörder und ermorde die Täter, bin ich
mit meinem Hass zu weit gegangen.

E)   gesamt
     5. Streifen

Beispiel: Irgendjemand hat den Lack meines Autos zerkratzt und
Farbflecken darauf hinterlassen. Darüber ärgere ich mich, versuche
den Täter zu ermitteln und lasse den Wagen neu lackieren. Soweit bin
ich im grünen Bereich.

Kann der Täter nicht ermittelt werden und ich fange an, jeden et-
waigen Graffiti-Sprayer so sehr zu hassen, dass ich seine ganze Familie
von oben bis unten mit Farbe besprühe, obwohl ich gar nicht weiß,
ob gerade dieser Sprayer mein Auto versaut hat, übertreibe ich gewal-
tig.

F)   Gesellschaft
     6. Streifen

Beispiel: Ab und zu passiert es, dass mein Zug zu spät kommt. Das
finde ich nicht gut und ich beschwere mich darüber. Alles klar.

Wenn aber in meinem Kopf die, eigentlich selten auftretende, Verspätung zur Dauerverspätung wird und ich deswegen anfange Alkoholiker zu werden, habe ich den falschen Weg gewählt.

G) Natur
7. Streifen

Beispiel: Ich darf mich darüber ärgern, dass mir ein paar Leute ab und zu Müll in meinen Garten kippen.

Ist es mir völlig egal, dass ich eines Tages auf einer Müllkippe lebe, weil mich der, immer höher werdende, Müllberg gar nicht stört, habe ich ein Problem.

H) Kunst
8. Streifen

Beispiel: Kein Problem ist es, wenn ich mich darüber erzürne, dass mir jemand die letzte Konzertkarte vor der Nase weggekauft hat.

Schlimm wird es, wenn mein Hass auf diese Person so stark wird, dass ich hinter ihm her renne, ihn niederschlage und ihm die Karte entreiße.

I) Arbeit
9. Streifen

Beispiel: Meine Chefin ordnet gerade heute zwei Überstunden an. Ich habe eigentlich gar keine Zeit, ärgere mich ein wenig und kläre das mit der Chefin in ruhigem Ton. Alles klar.

Wenn ich aber auf sie zustürme, ihr eine Ohrfeige gebe und ihr die Luft abdrücke, habe ich mein Ziel weit überschritten.

6. Konfusion

Einteilung der Niere in Streifen von links nach rechts und von oben nach unten nummeriert.

Beispiel: Konfusion ist, wenn ich morgens aufstehe, mir einen Cappuccino machen will und dann sehe, dass ich das Pulver in den Müll geschüttet und das Wasser über den Beutel in der Tasse gegossen habe.

Jeder hat das Recht manchmal ein wenig durcheinander zu sein und Zusammenhänge nicht sofort zu begreifen. Sollte es aber so weit kommen, wie in den folgenden Beispielen beschrieben, ist höchste Vorsicht geboten.

Frage: Warum bin ich so konfus?

Oder: Warum erlaube ich mir zu wenig Zerstreuung? Warum entspanne ich mich nicht?

A)   Emotion
     Vegetative Steuerung des Herzens,
     1. Streifen

Beispiel: Ich habe das Gefühl, dass meine Mutter mir einen grünen Himmel schenken will.

B)   Schlaf
     Vegetative Steuerung der Lunge,
     2. Streifen

Beispiel: Ich kann stets gut schlafen, weil ich das Gefühl habe, mein Partner setzt schon jeden Tag das richtige Auto in den Graben. Ich schlafe nie, da mir bestimmt in der nächsten Nacht der Himmel auf den Kopf fallen wird.

C)   Freude und Genuss
     Vegetative Steuerung der Bauchspeicheldrüse
     3. Streifen

Beispiel: Ich kann mich ausschütten vor Lachen über meine Idee, den Wald blau anzustreichen.

D) Schmerz
   Vegetative Milzsteuerung
   4. Streifen

Beispiel: Mir tut immer das rechte Bein weh, wenn ich auf die Idee komme, das Holz zu essen, anstatt es zu verbrennen.

E) gesamt
   5. Streifen

Beispiel: Der Himmel ist mir zu gelb, die Vögel singen mir zu quadratisch und die Häuser hüpfen mir zu schnell über die Hochspannungsleitungen.

F) Hass
   Vegetative Lebersteuerung
   6. Streifen

Beispiel: Ich habe das Gefühl die Autotür hassen zu müssen, weil sie immer wieder ihre Farbe wechselt und kaum noch mit mir spricht.

G) Erinnerung
   Vegetative Steuerung des Urogenitaltraktes
   7. Streifen

Beispiel: Ich werde das Gefühl nicht los, dass mir immer wieder der blaue, hüpfende Baum durch den Kopf geht.

H) Vergessen
   Vegetative Steuerung des Magens,
   8. Streifen

Beispiel: Ich habe total vergessen den neuen Autoreifen in den Blumentopf zu gießen, um das Wachstum der Heringe voranzutreiben.

I) Sexualität
   Vegetative Steuerung des Darmes,
   9. Streifen

Beispiel: Ich finde es toll, wenn ich mir vorstelle, wie das Rotkehlchen mit dem Bagger den Beischlaf ausübt.

7. Schmerz

Die Milz wird in Scheiben eingeteilt, die von vorn nach hinten durchnummeriert werden.

Frage: Warum empfinde ich zu viel oder zu wenig körperliche Schmerzen?

A) Sexualität
   1. Scheibe

Beispiel: Ich streichele ganz vorsichtig und zärtlich die empfindlichen Stellen meiner Frau. Sie hat ein angenehmes Gefühl dabei.

Würde sie aber gar nichts spüren oder vor Schmerzen schreien, hätte sie ein Problem – und ich hinterher auch.

B) Familie
   2. Scheibe

Beispiel: Spüre ich ein wohliges Kribbeln im Bauch, wenn ich nach langer Zeit meinen Bruder wieder sehe, ist das normal.

Bekomme ich aber bei der Gelegenheit schmerzhafte Bauchkrämpfe, sollte ich mich doch einmal kräftig überprüfen.

C) Heimat
   3. Scheibe

Beispiel: Manchmal kommt es vor, dass mir noch im Nachhinein der Schweiß ausbricht, wenn ich daran denke, wie ich als Kind in unserem alten Apfelbaum herumgeklettert bin. Das ist normal.

Bekomme ich aber wochenlang anhaltende Kopfschmerzen dabei, ist das ein Problem.

D) Menschlichkeit und Religion
   4. Scheibe

Beispiel: Ab und zu verspüre ich einen kleinen Stich im Herzen, wenn ich an die Hexenprozesse der Inquisition denke. Das darf sein.

Sollte ich aber einen langen Dauerschmerz davontragen, wird es kritisch.

E) gesamt
5. Scheibe

Beispiel: Mein Gegner im Ring schlägt mich mit einem gar fürchterlichen Haken nieder. Mein Kiefer tut weh und ich brauche eine Weile, bis der Schmerz verebbt. Alles klar.

Gehe ich aber durch die Wucht des Schlages zu Boden ohne dabei Schmerz zu verspüren, ist das nicht in Ordnung.

F) Gesellschaft
6. Scheibe

Beispiel: Ich werde im Bus angerempelt und verspüre einen leichten Stoß am Oberarm. Ich spüre es nur und kann nicht behaupten, dass es richtig wehtut. Kein Problem.

Durchschießt mich aber aufgrund dieses kleinen Schubsers ein mörderischer Schmerz, der selbst Zahnschmerzen in den Schatten stellt, habe ich ein Problem.

G) Natur
7. Scheibe

Beispiel: Ich fälle einen Baum. Während des Fallens trifft mich ein Ast an der Schulter, da ich nicht schnell genug in Deckung gegangen bin. Der Schmerz raubt mir für einen Moment den Atem. Für das erlebte Trauma ist das normal.

Spüre ich aber nur den Stoß des Astes, sonst aber keinen Schmerz, sollte ich mich dringend einmal überprüfen.

H) Kunst
8. Scheibe

Beispiel: Mir ist nicht wohl dabei, wenn ich sehe, wie manche Besucher durch das Museum gehen. Hier wird gerempelt und dort angeeckt. Ganz normal.

Bekomme ich aber, ob dieses Anblickes, schreckliche Bauchschmerzen, habe ich ein Problem.

I) Arbeit
   9. Scheibe

Beispiel: Mir fällt der Bleistift zu Boden. Ich bücke mich, um ihn aufzuheben, und stoße dabei mit dem Kopf an die Schreibtischplatte. Ich spüre einen leichten Schmerz an der Stirn. Alles normal.

Wird mir aber vor Schmerzen schwindelig und ich muss aufpassen, nicht in Ohnmacht zu fallen, ist das nicht mehr normal.

8. Genuss und Freude

Die Bauchspeicheldrüse wird von oben nach unten in Scheiben eingeteilt und von rechts nach links durchnummeriert.

Frage: Warum erlebe ich zu wenig Genuss und Freude? Oder: Warum vernachlässige ich vor lauter Freude und Genuss anderes?

A) Sexualität
   1. Scheibe

Beispiel: Ich erlebe ein schönes Gefühl, wenn ich meine Nachbarin im Bikini erblicke. Alles klar.

Gönne ich mir diesen Anblick nicht, weil ich ein schlechtes Gewissen habe, kommt es auf Dauer zu einer Störung. Stehe ich allerdings nur noch am Zaun, ist das auch nicht gesund.

B) Familie
   2. Scheibe

Beispiel: Ich genieße das Wiedersehen mit meinen Großeltern. Das darf ich ohne weiteres.

Vermiese ich mir diese angenehme Situation allerdings, indem ich dauernd an die armen hungernden Kinder in Afrika denken muss, habe ich selber Schuld und lade mir, bei dauernder Entsagung der Freude, eine Störung auf.

C) Heimat
3. Scheibe

Beispiel: Ich genieße es, durch den Garten meiner Kindheit zu streifen. Alles in Ordnung.

Fällt mir aber immer nur die schlecht geschnittene Hecke, der nicht gemähte Rasen, die noch immer nicht gepflückten Äpfel usw. auf, oder sitze ich nur noch und ganz ausschließlich im Garten, habe ich ein Problem.

D) Menschlichkeit und Religion
4. Scheibe

Beispiel: Ich freue mich, wenn ein arbeitsloser Mensch endlich wieder einen Job gefunden hat. Alles klar.

Verliere ich aber jegliche Freude daran, weil ich weiß, dass der Mensch auch ab und zu Überstunden wird machen müssen, habe ich ein Problem.

E) gesamt
5. Scheibe

Beispiel: Das Urlaubshotel ist schön und ich freue mich darüber. Gut so.

Suche ich aber regelrecht nach Missständen, weil meiner Meinung nach das wirklich gute Essen nicht gut genug oder mir der Urlaubstag verdorben ist, weil die Kellnerin mir keinen guten Appetit gewünscht hat, dann habe ich ein Problem.

F) Gesellschaft
6. Scheibe

Beispiel: Ich fahre gern mit der Bahn. Das kann ich genießen und ich muss mich nicht selbst mit dem Auto durch den dichten Verkehr drängeln. So ist es gut.

Nein, so schön ist das Bahn fahren auch wieder nicht, da das immer so ruckelt und ich dauernd mit fremden Menschen im selben Abteil sitzen muss. Manchmal suche ich sogar den Konflikt mit mir und setze mich als Nichtraucher in ein Raucherabteil. Das ist dann problematisch.

G) Natur
    7. Scheibe

Beispiel: Ich pflücke mir einen goldroten Apfel vom Baum. Da er ein paar braune Flecken hat, hole ich mein Taschenmesser hervor und schäle ihn. Er schmeckt himmlisch. Alle klar.

Wenn ich mir den Genuss aber vermiese, indem ich meine, dass die braunen Flecken gar keine einfachen braunen Flecken sind, sondern gefährliche Krankheitskeime, habe ich ein Problem.

H) Kunst
    8. Scheibe

Beispiel: Der Sänger hat eine sehr gute Stimme und ich genieße seine Lieder. Kein Problem.

Die Stimme ist zwar gut, die Lieder auch, aber der hat ja eine fürchterlich bunte Jacke an. Lasse ich mir die Freude durch die Jacke vermiesen, die mit der Stimme gar nichts zu tun hat, habe ich ein Problem.

I) Arbeit
    9. Scheibe

Beispiel: Ich genieße noch die letzte Zigarette im Büro. Jetzt ist gleich Feierabend und wir klönen noch ein wenig. Das geht in Ordnung.

Um Gottes Willen, morgen wartet schon wieder ein ganzer Stapel Papiere auf mich, der abgearbeitet werden muss! Schon habe ich mir die letzten Minuten versaut und ein Problem dazu.

9. Ruhe und Schlaf

Frage: Was bringt mich um den Schlaf? Oder: Warum flüchte ich mich in zu viel Schlaf?

A) Sexualität
   Zwerchfell

Beispiel: Der Sex mit meiner Frau war dermaßen schön, dass ich noch zu aufgekratzt bin, um gleich einschlafen zu können. Nach wenigen Minuten bin ich aber dann doch weg. Alles gut.

Raubt mir die Aufgekratztheit, ob des schönen Sexes, aber die ganze Nacht, habe ich ein Problem.

B) Familie
   Unterer Lungenteil beidseitig

Beispiel: Meine Mutter hat sich das Bein gebrochen und liegt gut versorgt in der Klinik. Ich wache auf und denke kurz an sie. Anschließend schlafe ich weiter. Kein Problem.

Wache ich aber dauernd auf und grübele über das schlimme Schicksal meine Mutter nach, bekomme ich eine Störung.

C) Heimat
   Mittlerer Lungenteil beidseitig

Beispiel: Mein Elternhaus muss verkauft werden. Da ich finanziell nicht in der Lage bin, es zu kaufen, gräme ich mich ein wenig und habe ein paar schlaflose Nächte. Soll vorkommen und ist okay.

Schlafe ich deswegen allerdings zwei Jahre nicht mehr, habe ich ein Problem.

D) Menschlichkeit und Religion
   Oberer Lungenteil beidseitig

Beispiel: Mein Nachbar hat sein gesamtes Vermögen der Kirche vermacht. Als ich davon erfahre, denke ich mir, dass man das Geld auch armen Kindern hätte schenken können. In den ersten Nächten denke ich ab und zu darüber nach, wenn ich zwischendurch aufwache. Okay so.

Denke ich aber, das geht mich alles gar nichts an, sollen doch die Kinder ruhig hungern. Das bringt mich nicht um den Schlaf, habe ich ein Problem

E) gesamt
Übergang der Bronchien in das eigentliche Lungengewebe

Beispiel: Manchmal, wenn ich zwischendurch aufwache, mache ich mir über mein Leben Gedanken. Kein Problem.

Schlafe ich aber nur noch für einige Minuten ein, weil ich mir zu viele Gedanken über mein Leben mache, bekomme ich eine Störung.

F) Gesellschaft
Bronchien

Beispiel: Ganz selten wache ich auf, weil mich der Egoismus vieler Menschen aufregt. Das ist okay.

Stört mich der Egoismus der Ellenbogengesellschaft aber dermaßen, dass ich nicht mehr zur Ruhe komme, dann stimmt etwas nicht mit mir.

G) Natur
Luftröhre

Beispiel: Manchmal wache ich auf und denke über die vielen Urwälder nach, die so nach und nach der Säge zum Opfer fallen. Das ist kein Problem.

Schlafe ich aber aus Kummer darüber gar nicht mehr, bekomme ich eine Störung.

H) Kunst
Kehlkopf

Beispiel: Nach einem Konzert bin ich noch zu aufgewühlt, um sofort einschlafen zu können. Okay.

Lässt aber meine Aufgewühltheit überhaupt nicht nach und ich schlafe nach Wochen immer noch nicht richtig, bekomme ich ein Problem.

I) Arbeit
Nase

Beispiel: Mein Chef hat mich für einen von mir gebauten Mist gerügt. In der ersten darauf folgenden Nacht schlafe ich schlecht. Danach wird es besser, weil ich beschlossen habe, in Zukunft aufmerksamer zu sein. Kein Problem.

Wenn ich aber trotz des Rüffels einfach einschlafe und mir keinerlei Gedanken mache, bekomme ich ein Problem.

10. Emotionen

Das Herz wird von oben nach unten in Scheiben eingeteilt und diese werden von rechts nach links durchnummeriert.

Frage: Von welchen Gefühlen lasse ich mich beherrschen?

Oder: Vor welchen Gefühlen laufe ich davon? Und warum?

A) Sexualität
1. Scheibe

Beispiel: Ich habe Angst vor der Intimität mit einer Frau. Dieses Gefühl legt sich wieder. Alles klar.

Habe ich aber eine dermaßen große Angst, dass ich zu nichts in der Lage bin und mich schlotternd abwende, habe ich eine Störung.

B) Familie
2. Scheibe

Beispiel: Ich fürchte mich vor den Wutanfällen meines Onkels, stelle aber schnell fest, dass Hunde, die bellen, nicht unbedingt beißen. Kein Problem.

Ich rede nicht mehr mit ihm und gehe ihm jahrelang aus dem Weg. Dann bekomme ich eine Störung.

C) Heimat
    3. Scheibe

Beispiel: Ein oder zwei Mal in meinem Leben denke ich mit Schrecken daran, dass mein Elternhaus abbrennen könnte. Das darf ich.

Verlasse ich allerdings meine eigene Familie, um pausenlos mein Elternhaus zu bewachen, habe ich eine Störung.

D) Menschlichkeit und Religion
    4. Scheibe

Beispiel: Als Kind hatte ich ab und zu Angst vor dem Weihnachtsmann. Alles klar.

Wenn ich aber als erwachsener Mensch immer noch in Panik ausbreche, sobald ich einem Weihnachtsmann begegne, habe ich eine Störung.

E) gesamt
    5. Scheibe

Beispiel: Manchmal habe ich ein wenig Angst, da ich mir nicht immer sicher bin, ob ich der Aufgabe dieses verantwortungsvollen Postens gewachsen bin. Kann vorkommen.

Kann ich vor lauter Angst aber keinen Pinselstrich mehr tun, bekomme ich ein Problem.

F) Gesellschaft
    6. Scheibe

Beispiel: Manchmal beschleicht mich ein ungutes Gefühl, wenn ich einen Bettler am Straßenrand sehe und ich denke, dass es jeden treffen kann, also auch mich. Kein Problem.

Bin ich aber ganz sicher, dass mich dieses Schicksal niemals ereilen wird und verdränge jede Emotion in dieser Hinsicht, habe ich ein Problem.

G) Natur
   7. Scheibe

Beispiel: Manchmal beschleicht mich im Wald ein kleines Frösteln, weil ich nicht genau weiß, welches Tier da gerade im Gebüsch lauert. Ganz normal.

Traue ich mich aber nicht mehr in den Wald, weil in meinem Kopf aus dem kleinen, schwachen Hasen plötzlich ein riesengroßer Höhlenbär wird, habe ich eine Störung.

H) Kunst
   8. Scheibe

Beispiel: Im Museum schreite ich vorsichtig voran. Ich möchte nichts zerstören und auch nichts auf den Kopf bekommen. Okay.

Interessiert mich alles gar nicht und ich holze durch die Gänge, ohne auf die Ausstellungsstücke zu achten. Dann bekomme ich ein Problem.

I) Arbeit
   9. Scheibe

Beispiel: Ich mag meine Arbeitskollegin gern, da sie sehr nett und hilfsbereit ist. Kein Problem.

Wenn ich sie aber nur noch belauere, weil ich Angst davor habe, ihre Nettigkeit könnte nur ein Täuschungsmanöver sein, um mich auszubooten, bekomme ich ein Problem.

11. Zusätzliche Kombinationen

A) Klammern
   Rachenmandeln

Frage: Woran klammere ich und will es nicht aufgeben, obwohl es an der Zeit wäre?

Oder: Was habe ich aufgegeben, obwohl ich es noch nicht hätte aufgeben dürfen?

Beispiel: Ich habe mir ein schönes Haus gekauft. Um das zu finanzieren, muss ich meine alte Eigentumswohnung verkaufen. Das neue Haus ist viel komfortabler, hat einen eigenen Garten und auch sonst Vorteile, von denen ich immer geträumt habe. Ich habe wegen der Eigentumswohnung einen kurzen Abschiedsschmerz, der nach einigen Tagen vergeht und ich freue mich über das neue Haus. Alles klar.

Wenn ich aber an der alten Wohnung klammere, sie also nicht loslassen kann, und mir immer wieder tolle Sachen dazu einfallen – die war doch viel billiger, sie hatte keinen Rasen, der gemäht werden musste –, dann bekomme ich Probleme.

B) Angst
Knie und Ellenbogen

Frage: Warum habe ich Angst, dass für mich Notwendige zu tun?

Warum mache ich mir unnötigen Stress?

Beispiel: Es kommt manchmal vor, dass ich im Büro an der Schreibmaschine sitze und mich frage, ob ich schnell genug bin. Diese Überprüfung ist okay.

Gehe ich aber jeden Tag, und das über Monate hinweg, mit Angst ins Büro, bekomme ich Probleme.

C) Minderwertigkeit
Magen

Frage: Warum fühle ich mich minderwertig, also klein, schwach, dumm etc.?

Beispiel: Ich werde zu meinem eigenen Erstaunen befördert, mache mir einige Zeit Gedanken darüber, krempele dann aber die Ärmel hoch und lege los. Kein Problem.

Habe ich aber immer wieder das Gefühl, nicht gut genug für diesen Posten zu sein und kann keinen klaren Gedanken fassen, bekomme ich eine Störung.

D) Psyche
   Hüften und Schultern

Frage: Warum begegne ich Situationen nicht offen und frei?

Beispiel: Ganz selten habe ich undefinierbare Ängste. Das Abteil im Zug wirkt mir zu eng oder ich fühle mich unter den vielen Menschen im Raum nicht wohl. Das kann passieren.

Sollten diese Gefühle aber über einen langen Zeitraum hinweg häufiger auftreten und/oder ganz Besitz von mir ergreifen, habe ich ein Problem.

E) Sexualität
   Wirbelsäule

Frage: Warum gönne ich mir keine für mich passende, ausgeglichene Sexualität?

Beispiel: Ich möchte viel öfter mit meiner Liebsten ins Bett. Manchmal geht das aber nicht, da wir beide so blöde Dienstpläne haben. Das ist eben so und nicht weiter bdenkenswert. Alles klar.

Ärgere ich mich aber ständig darüber und vermiese mir selbst Chancen, indem ich mich vor lauter Ärger nicht mehr auf ein schönes Beisammensein konzentrieren kann, bekomme ich eine Störung. Eine Masturbation kann da Wunder wirken.

F) Kommunikation
   Haut

Frage: Was steht einer vernünftigen Kommunikation mit meiner Umwelt im Wege?

Beispiel: Ich möchte mit meinem Partner gern über ein heikles Thema sprechen. Ich nehme mir zwei oder drei Tage Zeit, um mich darauf vorzubereiten. Alles klar.

Wenn ich aber nach Monaten immer noch damit „schwanger"
gehe, bekomme ich ein Problem.

G) Angst
    Angsthusten

Frage: Warum traue ich mich nicht, das zu sagen, was ich denke?

Beispiel: Ich sitze öfter in einer Gesprächsrunde. Immer wieder
werden heiße Themen diskutiert. Manchmal kommt es vor, dass ich
mich mit eigenen Beiträgen zu Wort melde. Sehr selten halte ich lieber mit meiner Meinung hinter dem Berg. Das ist okay.

Wenn ich aber nie etwas sage, wenn ich gern etwas sagen würde,
bekomme ich ein Problem, z. B. Husten.

H) Geiz allgemein
    Wurmfortsatz (im Volksmund Blinddarm)

Frage: Warum geize ich mit Gefühlen, Fähigkeiten und Geld?

Beispiel: Ich mag meine Mitarbeiter ganz gern und springe auch ab
und zu einmal ein, wenn Not an Mann oder Frau ist. Kein Problem.

Wenn ich mich aber immer wieder drücke, obwohl mir ab und zu
geholfen wird, bekomme ich eine Störung.

I) Geiz materiell
    Daumengrundgelenk

Frage: Warum klammere ich an Hab und Gut?

Beispiel: Immer wenn jemand im Betrieb Geburtstag hat, gibt er
ein Frühstück aus. Alles klar.

Esse und trinke ich immer kräftig mit, bin aber an meinem eigenen
Geburtstag niemals auffindbar, um nicht ebenfalls etwas ausgeben zu
mussen, bekomme ich ein Problem.

Lösungen nach Ayur Veda

Während es bei Calligaris zehn Hauptgebiete gibt, spielt in der ayurvedischen Lebensweise die Zahl 7 eine bedeutende Rolle. Es gibt sieben Chakren oder die Lebenszeit wird in sieben Teile aufgeteilt.

Das erste Chakra – Materie

Von der Geburt bis zum siebten Lebensjahr entwickelt der Mensch seine Sinne und seine Motorik. Alles muss ertastet, erhört, erschmeckt, errochen und ausgespäht werden. Er ist dabei noch sehr egoistisch und kann die Eltern ganz schön auf Trab halten. Die fürchterlichsten Dinge werden gnadenlos in den Mund gesteckt. Keine Steckdose ist sicher. Kein Knopf darf ungedrückt bleiben. Die teuren, gefährlichen oder wichtigen Sachen werden der Reichweite des Kindes entzogen, um Schlimmes zu verhindern.

Kinder lösen bei Erwachsenen einen Beschützerinstinkt aus. Allerdings kommt es häufig vor, dass man manchmal über das Ziel hinaus schießt und zu Übertreibungen neigt.

Gerade was die Gesundheit eines Kindes anbelangt, kann viel falsch gemacht werden. Ein Kind muss nicht porentief rein sein. Natürlich sollte man es nicht den ganzen Tag in seinen Fäkalien liegen lassen, aber zu viel Reinlichkeit ist auch nicht gut. Kinder entwickeln in dem Alter ihr Immunsystem und dazu benötigen sie Bakterien, Viren oder auch Pilzsporen, um eine Abwehr gegen diese Störenfriede aufzubauen.

Schon während einer normalen Geburt wird das Kind mit den Keimen der Mutter in Berührung gebracht und kann Abwehrkräfte dagegen entwickeln. Babys, die per Kaiserschnitt geboren werden, wird diese Art, das Immunsystem anzufeuern, vorenthalten.

Auch ein kleiner Sturz muss ausgehalten werden, um das Schmerzempfinden zu schulen. Das Kind wird sich danach mehr Mühe mit dem Gleichgewicht geben und versuchen, sein Krabbeln oder seinen

Gang so zu verändern, dass ein weiterer Sturz, sprich Schmerz, vermieden werden kann.

Die Erwachsenen haben die Aufgabe, Werte wie „gut" und „böse" oder „Menschlichkeit" zu vermitteln. Dabei ist es wichtig, dass man zulässt, dass das Kind eigene Erfahrungen machen kann. Kinder, die nie eine brenzlige Situation erlebt und selbst gemeistert haben, sind später nicht fit für das Leben in unserer Gesellschaft. Denn auf unserer Welt gibt es eben nicht nur Freude und Genuss.

Leider machen viele Eltern gerade in den ersten Lebensjahren den Fehler und „schützen" ihr Kind vor der bösen, bösen Umwelt. Das führt dazu, dass das Kind sich nie etwas erarbeiten muss, nie lernt, dass eine Herdplatte heiß ist und man sich verbrennen kann. Das heißt nicht, dass man das Kind dazu verleiten sollte, eine glühende Platte anzufassen, aber es gibt ja die Möglichkeit dem Kind vorzuführen, dass zu große Hitze unangenehme Folgen haben kann. Lassen wir das Kind doch einfach auf die kalte Herdplatte fassen. Dann erhöhen wir die Temperatur langsam und so hat das Kind die Möglichkeit, den Unterschied zwischen angenehmer Wärme und unerträglicher, ja schmerzhafter Hitze zu spüren, ohne das eine wirkliche Gefahr für die Gesundheit des Kindes besteht.

Um solche Lernexperimente abzuhalten, muss man sich allerdings Zeit nehmen. Diese Zeit ist aber gut investiert, da man das Kind auf diese Weise wirklich in seiner Entwicklung unterstützt hat.

Ab einem gewissen Alter lassen sich etliche gefährliche Situationen meistern, indem man dem Kind Situationen oder Dinge so erklärt, dass es sie versteht. Hat ein Kind eine Situation erfasst und kann aufgrund von Kombinationen oder Erfahrungen die Lage einigermaßen einschätzen, können viele Unfälle vermieden werden.

Mein Junior hatte eine Flaschenmanie. Egal um was für eine Flasche es sich handelte, es musste daraus getrunken werden. Immer wieder ermahnte ich ihn und wies ihn auf die Gefährlichkeit seines Tuns hin. Leider hörte er nicht auf mich und so stellte ich alle Flaschen ins oberste Regal. Leider ist es so, dass diese Maßnahme nicht in allen Haushalten selbstverständlich ist. Warum auch? Der Nachbar hat keine Kinder und so muss er auch nicht darauf achten. Wie bekomme ich also meinen Junior dazu, nicht aus jeder Flasche zu trinken?

Ganz einfach! Ich ließ „zufällig" hier und da eine Flasche stehen. Da Junior genau wusste, dass ich es nicht gern hatte, wenn er sich jedwede Flasche unter den Nagel riss, beobachtete er mich. Dann hatte er seine Chance erkannt. Als ich „zufällig" das Zimmer verließ, peilte er nach allen Seiten und rannte los, um schnellstmöglich die erste Flasche zu erreichen.

Ich war natürlich nicht wirklich weg, sondern stand hinter der Tür, um ihn zu beobachten. Nach allen Seiten witternd, griff er nach der Flasche. Sein heiß geliebter Traubensaft schwappte gut sichtbar in der Flasche. Immer noch witternd, setzte er die Flasche an den Mund und nahm einen tiefen Schluck. Sofort verdrehte er die Augen und spuckte den ach so schönen Saft wieder aus. Ich hatte ihm die Suppe buchstäblich versalzen.

Da ich ab und zu verschieden geformte Flaschen „zufällig" herumstehen ließ und mit verschiedenen Flüssigkeiten gefüllt hatte, konnte er nie sicher sein, ob ihm nicht wieder Salz zwischen die Zähne kam. Sehr schnell hatte er begriffen, dass es nicht ratsam war, aus unbekannten Flaschen zu trinken.

Einen kleinen Tipp am Rande möchte ich ihnen noch verabreichen: Lassen sie solche Lernprozesse am besten in der Küche oder einem anderen gefliesten Raum ablaufen, da sich Säfte nur mit viel Mühe wieder aus dem Teppich entfernen lassen.

Auch Kinder im frühesten Alter haben schon ihre eigene Sexualität. Unterbinden sie diese nicht. Lassen sie es zu, dass ihr Kind auf Entdeckungsreise geht und sprechen sie offen mit Verwandten darüber, die das Kind betreuen. Erklären diese lieben Leute die Sexualorgane schon jetzt zur Tabuzone und geben dadurch ihre eigene Verklemmtheit weiter, wird es später sehr schwierig für das Kind, diese psychischen Hemmnisse wieder loszuwerden.

Viele Erwachsene haben gerade mit Sexualität oder Gesprächen darüber ihre liebe Not. Viele sexuell bedingte „Abartigkeiten" entstehen in dieser Lebensphase und das kann zu einem grausamen Erwachen führen.

Sie sollten es aber auch nicht übertreiben und die Sexualität absolut in den Mittelpunkt stellen. Ein Kind muss spielerisch lernen, welche Körperstellen sich angenehm anfühlen und welche nicht so sehr. Reden sie mit dem Kind darüber. Erklären sie dem Kind mit einfachen Worten, was es da gerade erlebt.

Erklären Sie auch ungeniert den Unterschied zwischen Jungen und Mädchen. Leider ist die Unsitte weit verbreitet, den Penis des Jungen als solchen zu bezeichnen, während die Genitalien des Mädchens oft auf die Bezeichnung „Vagina" beschränkt bleiben. Was ist so schwierig daran, Klitoris und Schamlippen, besser noch Geschlechtslippen, um das Wort „Scham" nicht benutzen zu müssen, als solche zu bezeichnen? Ein Minderwertigkeitsgefühl ist schnell ausgelöst, wenn es heißt, der hat einen Penis und du nicht. Der hat also etwas, das ich nicht habe. Viele Mädchen folgern daraus, dass ihnen etwas fehlt, dass sie unvollständig sind, und damit weniger wert, als Jungen.

Das Ausgrenzen dieser Thematik führt garantiert zu einem Verlust an Lebensfreude und zu manchmal erheblichen Störungen der Psyche.

Wie sonst kann man harte Kinderpornografie erklären? Was bringt Menschen dazu, Kinder zu quälen oder gar zu ermorden? Erwachsene mit diesen Störungen können mit der Sexualität nichts anfangen. Sexuelle Betätigung wird mit Macht oder Ohnmacht gleichgesetzt und nicht mit Liebe, Zuneigung oder schönen körperlichen Gefühlen. Sexualität dient nur noch dem Gefühl, der Stärkere zu sein, den anderen zu unterjochen, sich am Anblick des Geschundenen zu erfreuen, zu laben.

Ein weiteres Thema ist das Klammern. Lassen sie ihr Kind los. Lassen sie es die Welt entdecken. Benutzen sie ihr Kind nicht als Partnerersatz oder Druckmittel z. B. gegenüber ihrem geschiedenen Partner. Das Kind wird unselbstständig bleiben oder sehr schnell bemerken, dass es nicht selbst gemeint ist, sondern nur einem Zweck dient, also instrumentalisiert wird.

Hieraus entsteht das Gefühl der Minderwertigkeit. Wahre Liebe zum Kind ist nicht vorhanden. Es kann tun und lassen was es will, es wird immer der Liebe der Eltern oder anderer Familienmitglieder hinterher hecheln, ohne jemals zum Ziel zu kommen.

Mit sich unzufriedene Eltern neigen dazu, Vergleiche anzustellen. Das Kind des Nachbarn kann bereits laufen, lesen, Fahrrad fahren etc. und im Übrigen ist es viel hübscher, größer, schlanker usw. Auch ihr Kind hat gute Seiten. Auch ihr Kind ist liebenswert, auch wenn es der altersmäßigen Entwicklung hinterher hinken sollte. Man sollte diese Normen, die sich sowieso ständig ändern, nicht allzu ernst nehmen. Als ich zur Schule kam, konnte ich weder lesen noch schreiben. Einige meiner Klassenkameraden konnten schon so dies und das. Und, stellen sie sich vor, ich habe es auch noch gelernt.

Obendrein möchte ich die Projektion ansprechen. Kinder werden unter Druck gesetzt. Sie sollen das entwicklungstechnische Unvermögen der Eltern ausgleichen. Ein Beispiel: Ich habe es nie geschafft, einen akademischen Grad zu erreichen. Jetzt muss Junior ran, damit wenigstens einer aus der Familie etwas darstellt.

Überlassen Sie ihrem Kind in einem gewissen Rahmen selbst die Entscheidung. Es muss zur Schule gehen. Daran geht kein Weg vorbei. Auch auf die Leistung sollte geachtet werden. Ein gewisses Maß an Disziplin ist unvermeidbar. Aber ein Kind aufs Gymnasium zu pressen, nur weil man selbst gut dastehen möchte, ist unmenschlich und löst beim Kind eher eine Verweigerung aus und ein späteres Unglücklichsein.

Wie sollte es sich in einer ungeliebten Umgebung wohl fühlen können? Natürlich muss sich ein Schulkind hier und da durchbeißen. Das ist auch gut so. Wie sollte es sonst ein gesundes Selbstbewusstsein entwickeln? Steht es allerdings nur auf der Verliererseite, wird es vom Selbstbewusstsein nur träumen können.

Auch ist es nicht von Vorteil, die so genannten Phantasien eines Kindes zu unterdrücken, indem man sich darüber lustig macht. Kinder sind in dieser Richtung noch unzivilisiert, also unverdorben, und haben kein Problem damit, die Wesen zwischen den Welten zu erblicken und mit ihnen zu kommunizieren. Eine Elfe, eine Fee oder ein Kobold sind für Kinder real existierende Wesen und es ist schade, dass die Fähigkeit, mit diesen Wesen in Kontakt zu treten, schnellstmöglich abtrainiert wird, um sich nicht bei den, ach so aufgeklärten Erwachsenen, lächerlich zu machen.

Es kann vorkommen, dass kleine Kinder aus ihren vergangenen Inkarnationen berichten. Hören Sie genau hin und machen sie sich nie darüber lustig. Auch Sie waren als Kind in der Lage dazu, haben es aber, wie die meisten anderen auch, später verlernt. Welches Kind möchte sich schon lächerlich machen. Leider wird sich da auch in Zukunft nicht viel ändern. Feen und Elfen passen eben nicht in unsere „aufgeklärte" und durchorganisierte Welt.

Ein enormer Wissensschatz ist auf diese Weise verloren gegangen. Kirchliche Dogmen, ärztliche Arroganz und das Hinterherlaufen der Menschen hinter so genannten Meinungbildnern haben schon früh dieses Wissen um die Vorgänge hinter dem Vorhang immer mehr in Vergessenheit geraten lassen. Hätte sich nicht die eine oder andere Information in die Gegenwart gerettet, wüssten wir heute gar nichts mehr darüber.

Am Beispiel Calligaris können wir erleben, wie es ist, ein Querdenker, ein Über-den-Tellerrandgucker zu sein. Würde ich im Mittelalter leben, wäre auch ich schon auf dem Scheiterhaufen gelandet oder zumindest geteert und gefedert aus der Stadt gejagt worden.

Das zweite Chakra – Sexualität

In diese Zeit, also vom achten bis zum vierzehnten Lebensjahr, fällt die sexuelle Hauptentwicklung. Es beginnt mit der Vorpubertät. Das

Kind entwickelt nach und nach mehr Übersicht, kann Zusammenhänge besser begreifen und wächst, dass man kaum mit dem Sachenkaufen hinterher kommt.

Mit dem Eintritt in die Pubertät entwickeln sich nicht nur die Geschlechtsorgane. Auch die psychische Entwicklung nimmt einen großen Raum ein. Mein ansonsten recht artiger und liebreizender Junior entwickelt sich zum Idioten. Was eben noch toll war, ist plötzlich „das Letzte". War er gestern noch folgsam, ist er heute renitent. Ohne Widerworte und lange, teils heftige Diskussionen, geht gar nichts mehr.

Er ist viel lieber mit den Leuten seiner „Clique" zusammen, als mit mir. Immer häufiger geht er aus dem Haus, ohne dass ich weiß, wo der Bengel steckt und was er treibt. Keiner versteht ihn mehr, ob Eltern, Lehrer oder sonstiges Getier.

Die „Wie-weit-kann-ich-gehen-Tests" werden jeden Tag heftiger und manch lautstarke Auseinandersetzung ist nicht zu vermeiden. Er ist mitten in der Selbstfindung und selbst am meisten hin und her gerissen von sich und seiner Sichtweise.

Manchmal bricht offene Rebellion aus: Warum soll ich überhaupt noch zur Schule gehen? Die Lehrer erzählen sowieso nur Mist. Warum kann ich nicht zu Haus ausziehen? Auch die Eltern erzählen nur Müll. Und dann noch diese Spießigkeit! Was haben die dagegen, wenn ich die Wände meines Zimmers mit den Postern von meinem Lieblingsstar tapeziere und die Zwischenräume zwischen den Bildern mit Goldbronze ausmalen will? Das ist „in". Das muss doch sein. Das haben alle anderen schon lange so.

Hat früher ein In-den-Arm-Nehmen oft geholfen, wenn es mal wieder irgendwo brannte, so werde ich nun brüsk zurückgestoßen. Die Pubertät ist also in vollem Gange.

Die ersten bewusst wahrgenommenen gegengeschlechtlichen oder gleichgeschlechtlichen Kontakte entstehen. Der ist aber toll groß. Die ist aber toll schlank. Immer wieder wird getestet. Wie komme ich bei den anderen an?

Jetzt spätestens stellt sich heraus, ob ein Kind das erste Chakra gut oder weniger gut durchlaufen hat. Ist das Minderwertigkeitsgefühl zu stark ausgeprägt, wird das Kind zum Verlierer oder bestenfalls zum Mitläufer. Ist ein gesundes Selbstbewusstsein vorhanden, wird es sich jetzt behaupten können.

In der Clique wird nur eine ganz bestimmte Musikrichtung gehört. Die Radio-Charts geben es vor und alle haben sich danach zu richten. Mein Junior war ein wenig hin und her gerissen. Einerseits fand er natürlich die Cliquenmusik gut, andererseits aber auch, von deren Stil völlig abweichende, Musik. Er wäre zwar nie auf die Idee gekommen, diese „Altherrenschlagermusik" in der Clique zu spielen, zu Haus aber gönnte er sich diese Stilrichtung ohne weiteres.

Sehen wir uns diese Clique einmal etwas genauer an. Da gibt es zu allererst die Stars. Das sind Jugendliche, die ihre Unsicherheit mit übersteigertem Selbstbewusstsein überdecken. Wenn dann auch noch körperliche Überlegenheit dazu kommt, ist klar, dass diese Leute den Ton angeben. Die Herren geben mit prahlerischen Reden und überragenden sportlichen Erfolgen an. Die Damen schieben ihre Schönheit oder Weltoffenheit(?) in den Vordergrund. Ach, was sind sie alle wichtig.

Eifersüchtig wird darüber gewacht, dass ihnen niemand ihre Position streitig macht. Um diese Vormachtstellung zu behaupten, werden wahre oder vermeintliche Gegner auch schon mal gemobbt. Auch das Verbreiten von Gerüchten über die und die oder den und den gehört dazu. Bei zu penetranten Bewerbern kann es auch schon mal zu körperlichen Auseinandersetzungen kommen. Das blaue Auge oder die ausgerissenen Haarbüschel gehören einfach manchmal dazu.

Auch den psychischen Druck will ich hier nicht außer Acht lassen. Was machen wir am nächsten Samstag? Vorschläge von Mitläufern der unteren Kategorie werden, selbst wenn sie wirklich gut sind und der Meinung des Gros der Cliquenleute entsprechen, grundsätzlich abgelehnt. Wo kämen wir denn dahin, wenn solche Loser etwas zu bestimmen hätten? Das kommt ja gar nicht in die Tüte. Die Stars lassen sich doch nicht die Butter vom Brot nehmen.

Am unteren Ende der Hackordnung stehen die Jugendlichen ohne Selbstbewusstsein. Sie lassen alles mit sich machen, nur um dazuzugehören. Selbst hoch intelligente Kinder, die früher nur Einser und Zweier aus der Schule nach Haus brachten, lassen absichtlich in ihren schulischen Leistungen nach, um den neidischen Zorn der anderen nicht abzubekommen. So wird schon jetzt mancher Karriere ein Riegel vorgeschoben. Einige werden diese Defizite später mühevoll auf dem zweiten oder dritten Bildungsweg nachholen, andere werden immer unterbezahlte Verlierer bleiben.

Es gibt aber noch die dritte Kategorie. Das sind die Individualisten mit dem gesunden Selbstbewusstsein. Sie zählen sich zwar auch zu den Cliquenleuten, machen aber nicht alles mit. Wenn ihnen etwas nicht passt, sprechen sie frei heraus darüber. Sie tun ihre Meinung kund, ohne allerdings ein Auge auf den Chefsessel zu werfen. Sie wollen nicht regieren oder manipulieren, sondern nur ihren Weg gehen. Dabei werden schon mal Kompromisse gemacht, aber nicht zu viele bitte schön. Die eigene Persönlichkeit darf nicht darunter leiden. Im Notfall wird auch mal woanders Silvester gefeiert oder eine andere Musik gehört.

An der Hilfsbereitschaft der Jugendlichen ist gut abzulesen, ob sie der wahren Chakrenreife entsprechen. Wird nur unter großem Protest ein Handschlag im Haushalt getan und der auch nur mehr schlecht als recht und nur gegen Barzahlung, kann man davon ausgehen, dass das erste Chakra, also das Materielle, noch nicht abgehakt wurde. Damit ist klar, dass das Alter des Jugendlichen nicht dem Entwicklungsstand nach der Chakrenlehre entspricht und spätestens jetzt aufgeholt werden sollte. Dazu gehört natürlich viel Einfühlungsvermögen seitens der Eltern, aber auch ab und zu ein klares „Nein!"

Zum Ende des Chakras hat sich die Einstellung zur Sexualität gefestigt. Da wir keine Vorurteile gegen Transsexualität und Homosexualität haben, können unsere Kinder frei zu ihren Veranlagungen stehen. Wir wollen schließlich keine psychischen Wracks heranzüchten, die ihr Leben lang unglücklich sind, nur weil wir ihr etwaiges Anderssein nicht akzeptieren wollen.

Aus meiner langjährigen Erfahrung heraus gibt es sowieso kaum ausschließlich heterosexuelle Menschen. Auf einer Skala von eins bis hundert stehen nur die ersten vier Punkte für reine Heterosexualität. Von fünf bis sechsundneunzig sind die bisexuellen Menschen vertreten und nur die letzten vier Punkte umfassen die reinen Homosexuellen. Das ist alles genetisch festgelegt. Warum sollte man sich also darüber aufregen? Warum sollte man diese oder jene Leute ausgrenzen? Grenzen wir jemanden wegen seiner braunen Augen oder blonden Haare aus?

Über viele Jahrzehnte hinweg haben forschende Biologen die Existenz von homosexuellen Tieren in Abrede gestellt, obwohl klar ist, dass es solche Tiere gibt und das sogar gar nicht so selten. Homosexuelle Kontakte wurden und werden sogar immer noch als Rangordnungskämpfe abgetan. Nur nach und nach setzt sich das Realitätsdenken durch und wird von einigen Wissenschaftlern akzeptiert.

In Experimenten wurde nachgewiesen, dass es eine nicht geringe Anzahl von Tieren gibt, die sich ausschließlich dem gleichen Geschlecht zuwenden, obwohl Kontakte zum anderen Geschlecht möglich wären.

Bei Schimpansenweibchen wurde beobachtet, dass der Verkehr zum Häuptling sofort abgebrochen wurde, wenn die „beste Freundin" in der Nähe auftauchte. Also auch bisexuelles Verhalten, in welcher Ausprägung auch immer, ist nachweisbar.

Auch Transsexualität ist genetisch festgelegt und nicht wegtherapierbar. Immer noch gibt es Psychologen, die ein Vorkommen der Transsexualität im Kindesalter in Abrede stellen.

Ich habe mehrere Fälle erlebt, die diese Meinung ad absurdum führen. Es hängt nicht vom Alter ab, sondern vom Umfeld, in dem sich ein solches Kind bewegt. Wie lange kann es das Versteckspiel aushalten? Wie reagieren die Eltern auf ein „Coming out"? Ich hoffe nur, dass die Gesellschaft endlich aufwacht und solche Menschen nicht mehr an den Pranger stellt, sondern sie unterstützt.

In einigen Ländern werden Transsexuelle wie Heilige behandelt. Nur sie haben das Recht, Kinder zu taufen oder Hochzeitsfeiern zu zelebrieren. Nicht ausgelebte Trans- und/oder Homosexualität kann zu psychischen Störungen führen, die den Symptomen des Borderline-Syndroms sehr ähnlich sind.

Diese Symptome treten häufig bei Opfern von sexuellem Kindesmissbrauch auf und reichen von starken psychischen Problemen über Selbstverstümmelungen bis zum Selbstmord.

Wenn wir unsere Kinder also wirklich lieben und ihnen ein glückliches Leben ermöglichen wollen, sollten wir sie auch in dieser Hinsicht nicht im Stich lassen. Wenn sich ein Freund oder ein Nachbar darüber aufregt, sollte man vielleicht einmal diese Beziehung überdenken und nicht aus Angst oder Feigheit dem Kinde schaden.

Und dann gibt es noch die Gruppe der Intersexuellen, im Volksmund auch „Zwitter" genannt. Diese gar nicht so seltene „Anormalität" ist oft schon gleich nach der Geburt zu sehen.

Den meisten Eltern wird dann sofort zu einer chirurgischen „Korrektur" geraten. Ich finde, wir sollten diese Menschen lassen wie sie sind. Wenn sie sich dann später selbst für eine „Korrektur" entscheiden, ist das ihre Sache. Dabei wird ein intaktes Organ verstümmelt oder entfernt. Es handelt sich nicht um einen notwendigen medizinischen Eingriff, sondern um einen, der von der Moralvorstellung des Umfeldes abhängt. Für deutsche Eltern ist so eine „Anormalität" immer noch eine kleine Katastrophe, für Eltern in einigen Ländern dieser Erde ein Segen.

Sind wir wirklich dazu auserkoren, Gott zu spielen? Sollten wir nicht lieber unseren Kindern, wie auch immer sie geartet sein mögen, eine glückliche Kindheit und ein glückliches Leben ermöglichen und sie selbst entscheiden lassen, wie und mit wem sie es verbringen möchten?

Wir als Eltern stellen jetzt die Weichen. Noch sind wir für unsere Kinder verantwortlich. Wir prägen jetzt ihre Werte und damit einen großen Teil ihrer noch kommenden Jahre. Wollen wir wirklich, dass unsere Kinder unglücklich werden, weil sie in den, von uns übernommenen, verqueren und egoistischen Werten gefangen sind, weil sie es uns Recht machen wollen, uns gefallen wollen, von uns geliebt werden wollen?

Weder die Erziehung, noch die Frau löst die sexuelle Orientierung, die sexuelle Neigung aus, sondern der Mann, da er, im Gegensatz zur Frau, die ausschließlich Y-Chromosomen bereitstellt, X- und Y-Chromosomen in das neue Leben einbringt.

Sowohl mütterliche Eizelle, als auch väterliche Samenzelle besitzen je einen Gen-Strang. Der Genstrang der Mutter besteht ausschließlich aus X-Anteilen, der Gen-Strang des Vaters aus X- und Y-Anteilen.

Kurz nach der Befruchtung sind also alle Menschen weiblich und lesbisch, da sich am Anfang der Evolution die ersten einzelligen Lebewesen ausschließlich ungeschlechtlich durch Zellteilung vermehrten. Zweigeschlechtliche Wesen verbreiteten sich erst, nachdem einem X-Chromosomen durch Mutation ein Beinchen verkrüppelt wurde.

Ob wir also zu lesbischen, schwulen, heterogenen, trans- oder intersexuellen Menschen heranwachsen, liegt ausschließlich daran, welche Gene wir vom Vater erhalten. Spendet der Vater z. B. ein X-Chromosom im Bereich Haarfarbe, übernehmen wir die Haarfarbe der Mutter, spendet er ein Y-Chromosom, die Haarfarbe des Vaters oder eine Mischform.

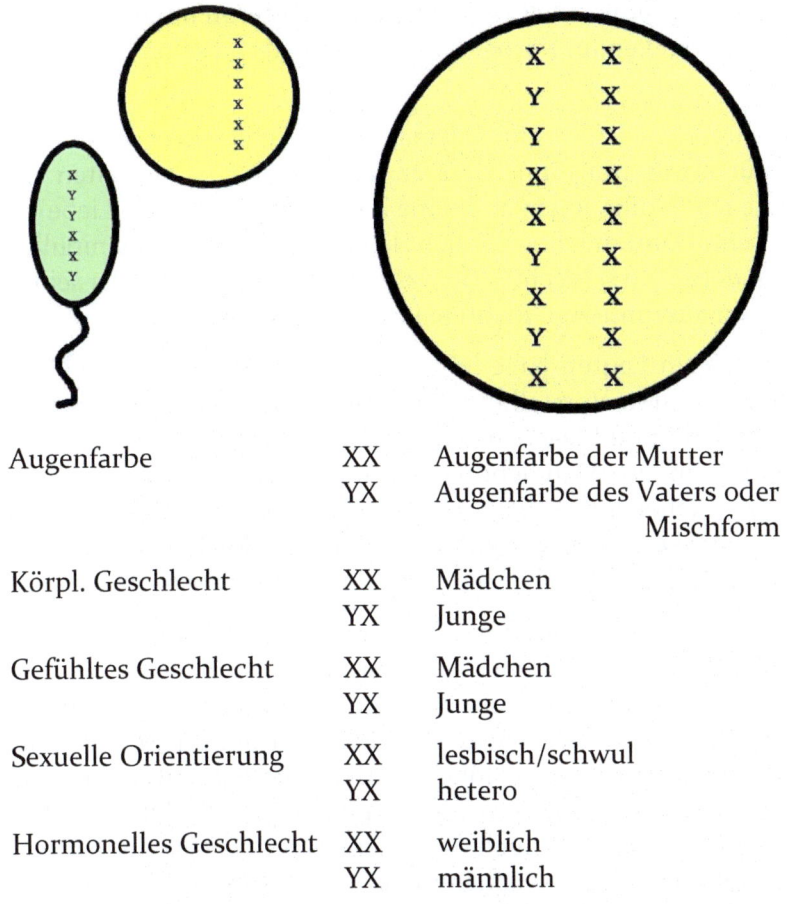

Augenfarbe	XX	Augenfarbe der Mutter
	YX	Augenfarbe des Vaters oder Mischform
Körpl. Geschlecht	XX	Mädchen
	YX	Junge
Gefühltes Geschlecht	XX	Mädchen
	YX	Junge
Sexuelle Orientierung	XX	lesbisch/schwul
	YX	hetero
Hormonelles Geschlecht	XX	weiblich
	YX	männlich

Anhand dieser Beispiele ist klar ersichtlich, dass das körperliche Geschlecht nicht mit dem gefühlten Geschlecht übereinstimmen muss. Auch das hormonelle Geschlecht muss mit dem körperlichen nicht übereinstimmen. Es kommt gar nicht einmal so selten vor, dass ein Kind zur Frau heranreift, obwohl es einen männlichen Chromosomensatz in sich trägt. In diesem Fall hält die Natur zwei Möglichkeiten bereit:

1. Der Körper ist nicht in der Lage Adrenalin in Testosteron umzuwandeln.

2. Der Körper wandelt Adrenalin in Testosteron um. Es fehlen aber die Andockstellen im Körper, um das Testosteron seine Arbeit tun zu lassen.

Wahre Liebe ist, wenn ich jemanden so liebe wie er ist, ohne dass er dafür etwas tun, ohne dass er sich so oder so verhalten muss. Knüpfe ich Bedingungen an meine Zuneigung, kann von Liebe keine Rede sein. Dann möchte ich nicht lieben, sondern nur manipulieren, dem anderen ein schlechtes Gewissen bereiten, um ihn oder seine Fähigkeiten auszunutzen. Richtige Liebe ist das nicht.

Von vielen Leuten habe ich gehört, dass ihr zukünftiger Partner noch nicht ihren Vorstellungen entspricht. Nach der Hochzeit wird sich das schon hinbiegen lassen. So sind Enttäuschung und Unglück vorprogrammiert. Man liebt nicht den Partner mit all seinen Stärken und Schwächen, man liebt nur ein Hirngespinst, das allein dem Wunschdenken entsprungen ist und mit der Realität nicht das Geringste zu tun hat. Denken Sie doch einmal darüber nach.

Außerdem ist im Zusammenhang mit dem zweiten Chakra in erster Linie die eigene Sexualität gemeint. Ich muss meinen Körper kennen lernen. Ich muss ihn erforschen und ihn lieben und annehmen lernen. Ich muss wissen, wie ich selbst und ohne Hilfe eines Partners/einer Partnerin zum Höhepunkt komme. Ich muss lernen, dass ein oder zwei Orgasmen pro Tag meinem Körper und meiner Psyche helfen. Inzwischen sind auch viele ehemals prüde Wissenschaftler dahinter gekommen, dass Höhepunkte z. B. Prostataleiden und Harninkontinenz vorbeugen und obendrein psychische Spannungen abbauen können.

Es ist immer leicht, dem Partner/der Partnerin die Schuld in die Schuhe zu schieben, wenn ich beim Sex nicht zum Höhepunkt gekommen bin. Wenn ich mich nicht fallen lassen kann, weil ich gerade Stress im Beruf habe, kann doch der andere nichts dafür.

Auch habe ich von einigen Leuten gehört, dass sie den Sex als Druckmittel einsetzen. Ich schlafe nur mit dir, wenn ... Kommt diese Erpressung in einer Partnerschaft vor, sollte man diese vielleicht schnellstens überprüfen. Und der Erpresser/die Erpresserin sollte nicht vergessen, dass dann ja auch er/sie auf Sex verzichten muss und nicht nur der/die Erpresste. Der Entzug von Liebe, Aufmerksamkeit und Sex hat in einer Partnerschaft nichts zu suchen. Natürlich habe auch ich manchmal keine Lust, aber ich setze einen solchen Entzug niemals als Waffe ein.

Das dritte Chakra – Intelligenz

Im Alter von fünfzehn bis einundzwanzig Jahren sollte sich das rationelle Denken so weit entwickeln, dass eine Übernahme der Eigenverantwortung ohne weiteres möglich ist. In diese Zeit fallen Berufsausbildung oder Abitur und das beginnende Studium. Ein Auszug, also eine Abnabelung vom Elternhaus, kann jetzt ohne gravierende Folgen negativer Art vollzogen werden. Zum ersten Mal wird über das Lebensziel nachgedacht. Was kann ich beruflich tun? Wie kann ich mich fortbilden? Welches Fach an der Uni liegt mir?

Jetzt stellt sich der Entwicklungsstand dar. Wurden die ersten beiden Chakren gemeistert? Defizite treten jetzt noch deutlicher zutage, als im zweiten Chakra. Wer jetzt nicht aufwacht und durchstartet, kann das Versäumte nur noch unter sehr großen Mühen aufholen.

Wenn dann auch noch die Eltern am Sprössling klammern und nicht bereit sind, das „arme" Kind in die große weite Welt zu entlassen, wird dem Heranwachsenden so manche Chance verbaut.

Die junge Frau, der junge Mann muss nun lernen, ihre/seine Intelligenz für das eigene Fortkommen einzusetzen. Sie/Er kann nur vorankommen, wenn sie/er ihr/ sein Wissen, sein Engagement nicht nur für sich einsetzt, sondern auch für die Gruppe, das Team. Es reicht nicht, ausschließlich das eigene Süppchen zu kochen. Nur gemeinsam sind wir stark. Interaktivität ist gefragt.

Ohne Meister kann ich im Betrieb nichts lernen. Ohne Gesellen ist auch der Meister aufgeschmissen. Und was wäre ein Professor ohne Studenten? Jeder wird irgendwann oder irgendwo gebraucht. Ohne Schule keine Bildung und ohne Müllabfuhr würden wir sehr schnell im Dreck ersticken. Menschen, die ihre Intelligenz einsetzen, erleben sehr schnell, dass auch alle anderen Menschen einen/ihren Stellenwert haben. Überheblichkeit gegenüber Menschen aus einer vermeintlich unteren Schicht zeugt von eigener Minderwertigkeit und nicht von globalem Denken.

Und wenn einmal etwas schief geht? Na und? Was kann einem schon passieren? Keiner wird einem den Kopf abreißen. Man ist doch intelligent genug, um das Problem zu erkennen und zu lösen. Selbstbewusste stehen zu ihren Fehlern. Selbstbewusste vertuschen ihre Fehler nicht, sondern bügeln sie aus und erweitern dadurch ihren Erfahrungsschatz. Nur Feiglinge drücken sich und schieben die Schuld auf andere.

Das vierte Chakra – Emotionen

Vom zweiundzwanzigsten bis zum achtundzwanzigsten Lebensjahr ist die Zeit der großen Gefühle. Die wechselnden Freundschaften haben ihren Reiz verloren und die jungen Erwachsenen denken immer mehr an die wahre und einzige große Liebe. Die ersten Kinder kommen zur Welt und aus unseren ehemaligen Babys sind nun selbst Eltern geworden. Wir haben es in der Hand, ob sie unsere Fehler wiederholen oder ob unsere Erziehung ausgereicht hat, um ihnen einen guten Start ins Leben zu ermöglichen.

Die berufliche Laufbahn ist mehr oder weniger abgeschlossen. Man hat sich etabliert und denkt über den Kauf eines Hauses nach.

Die Unselbstständigen fallen jetzt auf. Sie wohnen noch immer bei den Eltern und kommen auch sonst nicht recht voran.

Vor einigen Wochen erzählte mir eine Frau, dass sie großen Ärger mit ihrer Kleinen hätte. Ich fragte genauer nach und erfuhr, dass die Kleine sechsundzwanzig Jahre alt ist und jetzt das dritte, von Mutter gekaufte, Auto zu Schrott gefahren hatte. Sofort nach dem Unfall, bei dem sie nur leicht verletzt worden war, ließ sie sich nach Hause fahren. Kaum zur Tür herein, machte sie ihrer Mutter die Hölle heiß. Sie schrie herum und forderte ein weiteres Auto. Diesmal solle es aber ein

Mercedes werden. Das andere Auto hätte nicht viel getaugt und dieses Nichtstaugen hätte zu dem Unfall geführt. Diese Behauptung entsprach nicht der Wahrheit. Die junge Dame war einfach zu schnell gefahren und aus einer Kurve getragen worden.

Die Mutter erklärte mir, dass sie ernsthaft darüber nachdenken würde, wie sie einen Wagen dieser Preisklasse beschaffen könne. Durch die vorherigen drei Autos hatte sie sich schon hoch verschuldet und nun keinen Schimmer, wie sie auch diesen Wagen noch bezahlen sollte. Ihr bliebe aber keine Wahl, da ihr ihre Tochter mit Arbeitsverweigerung gedroht hätte. Sollte nicht innerhalb kürzester Zeit ein neues Auto auf dem Hof stehen, würde sie ihre Stelle in der Stadt kündigen. Das hätte die Mutter dann davon.

Die Mutter, eine typische Verliererin, hat so viel Angst etwas falsch zu machen und vor Nachbarn und Verwandtschaft schlecht dazustehen, dass sie eines Tages sogar ihr Haus verkaufen wird, nur um keinen Ärger zu bekommen. Angst lähmt das Denken. Denn würde sie nur einmal emotionsfrei nachdenken, käme sie sehr schnell dahinter, dass sie sich von der erwachsenen Tochter nur ausnutzen lässt, um geliebt zu werden. Da Liebe aber an keine Bedingungen geknüpft wird, ist klar, dass die Tochter ihre Mutter nicht wirklich liebt, sondern sie nur ausnutzt, weil sie selbst zu faul oder zu feige ist, ihr Leben eigenständig zu meistern.

Es gibt einen Lehrsatz aus dem Ayur Veda: Lass dich nie von deinen Gefühlen leiten. Werde also nie der Sklave deiner Gefühle. Du bist die Chefin, der Chef in deinem Körper und in deinem Denken. Also kontrolliere dich und deine Gefühle zu deinem Wohle und zum Wohle aller anderen.

In der Übergangszeit vom vierten zum fünften Chakra, wenn die Kinder aus dem Gröbsten heraus sind, beginnt für viele die Zeit der Besinnung. Habe ich alles erreicht, was ich wollte? Wenn nicht, wäre es jetzt an der Zeit, es nachzuholen.

Die meisten Opfer von sexuellem Kindesmissbrauch erinnern sich jetzt an die Übergriffe, an die Täter. Haben sie alles oder vieles verdrängt, so tritt es jetzt zutage. Auch hier zeigt sich, ob das vierte Chakra abgeschlossen wurde. Habe ich Angst vor der Erinnerung? Habe ich immer noch Angst vor dem Täter/den Tätern? Muss ich nicht spätestens jetzt etwas unternehmen, um den Täter seiner Strafe zuzuführen? Die letzte Verjährungsfrist läuft mit Ablauf des achtunddreißigsten Lebensjahres des Opfers ab. Oder bin ich zu feige? Ist es mir egal, dass der Täter weiterhin sein Unwesen treibt? Menschen, die die Chakrenentwicklung gut durchlaufen haben, werden nicht zögern, spätestens jetzt dem Täter den Gar aus zu machen.

Das Kapitel „Sexueller Kindesmissbrauch" wird von vielen gern ausgegrenzt. Darüber redet man nicht so gern. Das kommt doch so selten vor.

Leider ist dem nicht so. Jedes dritte Mädchen und jeder fünfte Junge werden sexuell missbraucht und das zu siebenundneunzig Prozent im häuslichen Umfeld. Dadurch, dass die meisten Menschen nichts von Chakren wissen oder diese nicht ernst nehmen, haben wir eine so geringe Aufklärungsrate. Angst und Scham sind Gefühle und haben mit der Realität oft nichts zu tun. Dem Täter, dem ich als Kind ausgeliefert war, kann mir heute, als erwachsenem Menschen, nichts mehr tun. Ich brauche also keine Angst mehr vor ihm zu haben. Und schämen muss ich mich auch nicht. Warum auch? Ich war doch das Opfer und konnte nichts dafür, dass er/sie das mit mir gemacht hat.

Also, was hindert mich an den Erinnerungen, am Anpacken dieses leidvollen Themas? Nur ein Gefühl.

Das fünfte Chakra – Kommunikation

Zwischen dem neunundzwanzigsten und fünfunddreißigsten Lebensjahr kommt das fünfte Chakra, das Chakra der Kommunikation, verstärkt zum tragen. Eltern geben ihre Lebensweisheiten an ihre Kinder weiter. Beruflich etabliert, können Lehrlinge, Studenten oder Schüler unterrichtet oder ausgebildet werden.

Jetzt stechen die Entwicklungsunterschiede stark ins Auge. Auf der einen Seite stehen die Gewinner. Sie haben gehobene Positionen erreicht oder sich selbstständig gemacht und verdienen etwas mehr als der Durchschnitt. Ein etwas individuelleres Leben ist finanziell drin.

Auf der unteren Ebene leben die Mitläufer und Verlierer. Sie haben den ewig gleichen Trott gewählt, nur um kein Risiko einzugehen, und kommen mit ihrem Verdienst über die Runden, ohne sich große Sprünge leisten zu können. Sie waren zu feige, um selbst etwas auf die Beine zu stellen, geben sich aber gern dem Neid auf „die da oben" hin.

Ich kenne diesen Zustand sehr genau. Auch mir werden mein Auto oder mein Haus geneidet. Dass ich ein sehr großes Risiko eingegangen bin, dass ich jahrzehntelang täglich zwei Schichten gearbeitet habe, und dass, ohne jemals Urlaub gemacht zu haben, und Lehrgänge aus der eigenen Taschen bezahlt habe, wird gern verdrängt.

Zwischen den Ebenen sind die Individualisten angesiedelt. Einige haben es zu etwas gebracht, andere nicht.

Ich kann mich noch gut an zwei Brüder, Kinder eines Lehrerehepaares, erinnern. Beide sollten natürlich studieren und etwas Besseres werden, hatten aber eigentlich keine Lust dazu. Der Ältere, dem der Beruf des Automechanikers vorschwebte, richtete sich nach dem Wunsch der Eltern und quälte sich, von drei Nachhilfelehrern gestützt, durchs Gymnasium, um dann das Abitur mit Ach und Krach zu schaffen. Einen kleinen Lichtblick hatte er sich noch erhalten: Er hatte vor, Maschinenbau zu studieren. Da spielten Mama und Papa aber nicht mit. Der Sprössling hatte Jurist zu werden. Das Ende vom Lied: Er hat sich aufgehängt, da er sich dem Druck und den Ansprüchen der Eltern nicht mehr gewachsen fühlte.

Der Jüngere setzte sich gnadenlos durch und wurde Bäcker. Das ist er heute noch und sehr glücklich dabei. Beide Elternteile sind aus „Kummer" dem Alkohol verfallen und ergehen sich in Selbstmitleid ob ihrer missratenen, aus der Art geschlagenen Kinder.

Kommunikation ist für uns alle überlebenswichtig. Wir kommen ohne sie in unserer Gesellschaft nicht weiter. Aus dem Ayur Veda ist bekannt, dass die Kommunikation nur dazu verwendet werden darf, anderen auf ihrem Weg weiterzuhelfen.

Was genau ist damit gemeint? Die Palmblätter, auf denen die alten Weisheiten verewigt wurden, sagen dazu Folgendes:

Wer ehrlich ist und frei von Neid, Missgunst und sonstigen negativen Gefühlen, sollte Erkenntnisse, die er im Laufe seines Lebens gemacht hat, an andere weitergeben, wenn gewünscht. Es muss also jeder selbst entscheiden können, ob er einen Ratschlag hören will und annimmt oder nicht. Es wird dazu geraten, nicht ungefragt etwas zum Besten zu geben. Denn auch der Mensch, der offensichtlich Hilfe braucht, muss lernen, darum zu bitten und sollte niemals die Erwartung hegen, dass andere sein Elend bemerken und dann ungefragt helfen. Diese Regel gilt natürlich nicht für kleine Kinder oder Erwachsene, die im Koma liegen.

Dazu habe ich wieder ein Beispiel aus meiner eigenen Jugendzeit. Morgens am Frühstückstisch sitzt die ganze Familie beisammen. Da mir auch auf Nachfrage nichts aufgetragen wird, gehe ich zur Schule und verabrede mich anschließend mit einem Freund. Als ich abends nach Haus komme, hängt der Haussegen schief.

Mein Vater mault. Ich frage ihn, warum er mault und er antwortet: „Ich dachte, du wolltest mir bei der Gartenarbeit helfen."

Da ich nicht wusste, dass er Gartenarbeit erledigen wollte, habe ich ihm natürlich nicht geholfen. Hätte er einfach den Mund aufgemacht, hätte ich ihm natürlich geholfen. Er hatte also die Erwartungshaltung, dass ich Gedanken lesen kann. Anstatt nun mit mir zu reden, hat er die Gartenarbeit allein erledigt. Darüber hat er sich sicherlich geärgert und schiebt nun mir die Schuld zu, um seine Kommunikationsprobleme zu kaschieren.

Dazu wieder Ayur Veda: Kein Mensch ist auf der Welt, um die Erwartungshaltungen anderer Menschen zu erfüllen. Es wäre ja auch schier unmöglich.

Dazu wieder ein Beispiel: Als Jugendlicher wollte ich mir ein Moped kaufen. Mein Vater war dagegen. Er meinte, ich würde mir damit den Hals abfahren. Natürlich war das nicht der wahre Grund. Er war einfach nur neidisch, da er als Geschäftsmann der Meinung war, dass ein Motorrad nicht zu einem Geschäftsmann passt. Was sollen denn die Leute/Kunden dazu sagen?

Er erklärte mir, dass er mir ein Moped niemals erlauben würde. Sollte ich mir gegen seinen Willen eines kaufen, würde er ausziehen. Die Leute würden dann bestimmt über ihn lachen, weil er sich nicht gegen mich durchgesetzt hätte.

Ein paar Tage später betrat eine Kundin den Laden. Sie erzählte, ihr Sohn würde sich jetzt bald ein Moped zulegen. Ein Moped gehöre doch einfach dazu. So ein Ding wäre fast schon notwendig, um auch mal aus dem Dorf herauszukommen.

Plötzlich erklärte mir mein Vater, ich solle mir unbedingt ein Moped zulegen. Was sollten denn die Leute sagen, wenn sein Sohn keines hätte. So, was soll man nun tun?

Natürlich kaufte ich mir ein Moped. Und was habe ich daraus gelernt? Egal, was man auch tut, es ist für eine Seite immer falsch. Also tue ich, was ich will. Ist doch ganz einfach.

Die Menschen, die auf der Welle „Everybodys Darling" reiten und bei allen beliebt sein wollen, sind irgendwann bei keinem mehr beliebt, da sie von anderen als meinungslos, als Mitläufer eingestuft werden.

Warum ist die Aufschlüsselung der Kommunikation so wichtig? Weil es viele Fassetten gibt. Ich kann z. B. ein Volk von der Kommunikation, in diesem Fall der Bildung, abschneiden. Ein „dummes" Volk lässt sich durch einen Führer leichter manipulieren. Dieser setzt also die Kommunikation ausschließlich für seine eigenen Zwecke ein. Er will an der Macht bleiben. Er will seine Pfründe nicht aufgeben, sein süßes Leben. Dieser Missbrauch der Kommunikation führt dazu, dass ein paar Leute auf Kosten der großen Masse ein Leben in Luxus führen.

Auch Religionen werden gern zum Kommunikationsmissbrauch herangezogen. Man predigt dem Volk, dass es das und das zu tun oder zu lassen hat. Alles andere würde die Menschen geradewegs in die Hölle führen. Wie kommt es dann aber, dass Gott immer genau das durch seine Sprecher bekannt gibt, was zufälligerweise den Sprechern nützt? Und wieso gibt es denn mehrere Religionen, wenn es doch nur einen Gott gibt? Warum hat jede Religion ihre eigenen, oft stark von anderen Religionen, abweichenden Regeln und Dogmen?

Wie kann es sein, dass man in den arabischen Staaten für Dinge in die Hölle kommt, für die man in Europa geradewegs ins Paradies katapultiert wird? Daraus wird klar ersichtlich, dass Religionen mehr ihren Führern nützen, als der großen Zahl der Gläubigen. Außerdem wird klar, dass auch hier die Kommunikation missbraucht wird. Wie kann man auf der einen Seite heilig sein und predigen, dass die Bibel sagt „du sollst nicht töten" und auf der anderen Seite an der Todesstrafe festhalten oder die eigenen Panzer von einem Priester segnen lassen?

Ayur Veda sagt dazu: Die Göttin würde nie eine Religion erschaffen, da jeder nach seiner eigenen Facon, seiner eigenen Entwicklungsgeschwindigkeit selig werden muss – wenn er denn will.

Entstehen nicht die meisten Konflikte bis hin zu Kriegen durch fehlende oder mangelhafte Kommunikation oder durch Kommunikationsunfähigkeit? Sind es nicht immer nur ein paar Menschen, die sich nicht verstehen oder verstehen wollen und damit einen Konflikt, einen Krieg auslösen? Diese wenigen Menschen wollen verhindern, dass ihre Macht, ihre Pfründe abhanden kommen und spannen dafür ganze Völker ein. Die Geschichte lehrt uns, dass solche Menschen selten oder gar nicht zur Verantwortung gezogen werden. Auch für gescheiterte Diktatoren gibt es immer irgendwo noch ein Plätzchen auf der Welt.

Auch die Meinungsmache fällt unter dieses Kapitel. Natürlich ist die Meinungsfreiheit ein hohes Gut in unserer Gesellschaft. Sie kann dazu benutzt werden, um aufzuklären, zu informieren. Sie kann aber auch dazu benutzt werden, um Menschen zu diskreditieren, lächerlich zu machen oder aus der Gesellschaft auszustoßen. Dabei geht es wieder nur um ein paar wenige Menschen, die ihre Macht als Zeitungsmacher, die ihr Geld auf diese Weise verdienen wollen. Da werden Prominente durch den Kakao gezogen und verleumdet. Da werden Geschichten erfunden, die fern jeder Realität sind. Und das alles nur, um Umsatz zu machen, um Sensationen unters Volk zu bringen.

Ayur Veda sagt dazu: Setzt jemand die Kommunikation zum Schaden anderer ein, wird negatives Karma aufgebaut.

Heißt es nicht schon in der Bibel „du sollst kein falsch Zeugnis ablegen wider deinen Nächsten"?

In Indien, wo ich mich über Jahre hinweg immer wieder aufhielt, um zu lernen, traf ich oft selbsternannte Heilige. Diese Europäer reisten von einem heiligen Zentrum zum nächsten. Anfangs dachte ich, sie würden ebenfalls lernen wollen. Schon nach kurzer Zeit wurde mir aber klar, dass sie an diesen Orten auftauchten, um zu lehren. Sie erzählten jedem, sie seien erleuchtet, hätten also alle Chakren abgearbeitet und wären somit in der Lage, ihr Wissen weiterzugeben.

Bei genauerer Betrachtung stellte sich heraus, dass sie ausschließlich ihre eigenen Vorstellungen unters Volk bringen wollten. Sie predigten, nur Nichtraucher und Vegetarier würden das vollkommene Glück erreichen können, nur wer diese und jene, von ihnen selbst aufgestellte Regel, befolgen würde, würde das siebte Chakra erreichen.

Da ihre Lehren von der ayurvedischen Lebensauffassung weit entfernt lagen, wurde klar, dass sie dieses Wissen niemals vorher erlangt haben konnten. Zum Lehren reicht es nicht aus, wenn man ein oder zwei schlaue Bücher liest, nur weil man deren Inhalt für passend erachtet, weil dieser die eigene Lebensauffassung unterstützt.

Ayur Veda sagt dazu: erst lernen, dann lehren, erst dienen, dann führen und delegieren.

Es haben sich mir sogar Menschen vorgestellt, die behaupteten, sie könnten die alten Schriften auf den Palmblättern lesen. Sie erklärten, sie hätten sich mehrere Tage mit diesen Palmblättern beschäftigt und es sei ganz einfach, diese zu entziffern. Ich selbst war lange Zeit in Indien und habe auch in Europa mit Indern zu tun gehabt, die diese Schriften entziffern können. Alle erklärten mir, dass ein Lesen der Palmblätter, die z. B. in Alttamil verfasst wurden, erst nach jahrelangem Training möglich ist. Ich selbst habe weder die Schrift, noch die Sprache je verstanden und benötigte immer einen Übersetzer, von denen es selbst in Indien und auf Sri Lanka nur sehr wenige gibt. Man muss nicht alles können, solange man weiß, wer helfen kann. Und man sollte niemals Wissen vermitteln, das man selbst nicht hat.

Das sechste Chakra – Paranormale Fähigkeiten

In den Jahren vom sechsunddreißigsten bis zum zweiundvierzigsten Lebensjahr entwickelt sich mehr und mehr ein siebter Sinn. Lebenserfahrung in Verbindung mit Intuition helfen dabei, das Leben einfacher zu gestalten. Man kann Situationen besser einschätzen und ist wesentlich gelassener als früher. Dinge, die man noch vor ein paar Jahren als Katastrophe empfunden hat, haben ihren Schrecken verloren.

Jetzt stellt sich heraus, ob einem die Umwelt das Sehen von Elfen oder Feen gänzlich verleidet hat, ob man noch fähig ist, zu träumen, in der Phantasie zu fliegen oder nicht.

Das berufliche Fortkommen spielt nicht mehr so ganz die große Rolle und auch familiär ist man aus dem Gröbsten heraus. Jetzt ist die Zeit der Selbstfindung gekommen. Bin ich mit dem, was ich erreicht habe, zufrieden? Was könnte ich noch verbessern? Die Zeit der Sauf-

und-Disco Urlaube ist vorbei und nur noch selten reizvoll. Man erinnert sich gern an diese Zeiten, ohne sie allerdings noch einmal erleben zu wollen.

Die Verlierer weinen ihren verpassten Chancen nach. Nicht umsonst fällt die Midlifecrisis in diesen Zeitabschnitt. Man will sich noch einmal beweisen und sucht sich eine junge Freundin. Die Frau von Welt sucht sich einen jugendlichen Liebhaber. Man muss ja wieder einmal glänzen und dem Rest der Welt zeigen, dass man noch attraktiv ist und noch lange nicht zum alten Eisen gehört. Die Schönheitschirurgen verdienen sich eine goldene Nase und auch die Kosmetikerinnen gehen selten leer aus. No business like show business.

Die Individualisten denken je nach der Größe des Geldbeutels über den Kauf einer Villa in der Toskana oder der Anmietung einer Blockhütte am See nach.

Auch treten die Unterschiede in der Entwicklung noch deutlicher zutage. Wer jetzt die unteren Chakren noch nicht aufgearbeitet hat, bekommt zu den sowieso vorhandenen psychischen auch noch ernsthafte körperliche Probleme. Gerade das zweite Chakra macht sich jetzt bemerkbar.

Genieße ich wirklich meine eigene Sexualität? Weiß ich um meine erogenen Zonen? Gehe ich wirklich mit Lust und Liebe mit meinem Partner ins Bett oder will ich nur keinen Ärger haben und spiele ihm die Lust nur vor?

Ab dem Ersten Weltkrieg, also ab etwa 1918, ist ein stetiges Ansteigen der Unterleibserkrankungen bei Frauen zu beobachten. Während auf der einen Seite hoch ansteckende Infektionskrankheiten immer mehr auf dem Rückzug waren – die Virologie und die Bakteriologie waren den Kinderschuhen entwachsen –, nahmen Störungen der Abwehr immer mehr zu.

Warum gerade 1918? Ganz einfach. Vor dieser Zeit wäre eine Frau nie auf die Idee gekommen, eine Hose zu tragen. Das galt bis dahin sogar als unschicklich.

Durch die Aufklärung griffen erste emanzipatorische Maßnahmen. Nach und nach wurde auch eine Frau als Mensch bezeichnet und durfte sogar hier und da schon wählen oder ein Universitätsstudium absolvieren.

Um den Frauenzimmern aber nicht zu viel der Freiheit zukommen zu lassen, wurde die Unterhose für die Frau plötzlich zum Heiligtum erklärt. Die Frauen begannen damit, ihre Unterleibsöffnungen zu verhüllen. Daraus resultiert eine erhebliche Einschränkung der normalen Ventilation. Ein Hitzestau entsteht. Die in dem Bereich gebildeten Flüssigkeiten, die eigentlich der Abwehr dienen, können sich durch Pilze oder Bakterien entzünden und so zu unangenehmem Juckreiz und Ausfluss führen. So kann es vorkommen, dass Bakterien in die Blase aufsteigen und auch dort unangenehme Erscheinungen auslösen.

In der ayurvedischen Medizin heißt es: Neben der aufsteigenden und die Entwicklung anzeigenden Kundalini, also der göttlichen Energie, durch die Chakren von unten nach oben, hat die Frau die Möglichkeit zusätzlich Lebensenergie aufzunehmen. Einmal, wie auch beim Mann, durch das oberste Chakra, zusätzlich aber auch durch Harnröhre und Anus. Sind diese allerdings verschlossen, ist das schwer möglich.

Die Frau hat die Möglichkeit einen Teil ihrer Lebensenergie über die Brüste abzugeben. Das ist gewollt und richtig, da ja ein Baby schwerlich ohne Muttermilch auskommt. Diese Babynahrung ist immer noch die gesündeste und für ein Baby die beste Möglichkeit, vieles Gute wie z. B. Immunstoffe von der Mutter zu übernehmen. Das heißt, dass die weibliche Brust ansonsten bedeckt sein sollte, um einen unkontrollierten Energieverlust zu unterbinden.

Das trifft die mit einem Mutterkomplex behafteten Männer natürlich bis ins Mark. Sie haben sich von Mama nie richtig abgenabelt und möchten auf den Anblick eines unbekleideten Busens natürlich nicht verzichten.

Aber, ist es das wirklich wert? Sollen Frauen wirklich auf einen Teil ihrer Lebensenergie verzichten, nur um einigen unterentwickelten Männern eine Freude zu machen? Sind Frauen auch heute noch so sehr auf das Wohlwollen der Männer angewiesen? Sind sie nicht mittlerweile selbstständig genug, um selbst entscheiden zu können, wie sie leben möchten?

Ich weiß, dass diese Zeilen bei vielen Lesern auf Widerstand stoßen werden. Ich habe diese Erkenntnisse nicht erfunden, aber immer wieder im Laufe meiner Tätigkeit bestätigt gesehen, und lasse mich auch durch falsch verstandene oder übertriebene Moralvorstellungen nicht von meiner Überzeugung abbringen. Ich denke, es ist an der Zeit, den Frauen die Möglichkeit der wirklichen Befreiung einzuräumen und die Vormachtstellung der Männer ein für alle Mal ad acta zu legen.

Es ist ja auch nicht logisch, dass sich die Frauen, die 52% der Weltbevölkerung ausmachen und im Durchschnitt eine um das 1,3fach höhere Intelligenz besitzen, von den restlichen 48% dominieren lassen, nur weil die im Durchschnitt über die höhere Körperkraft verfügen. Das alleinige Recht des Stärkeren sollten wir in unserer hoch entwickelten Welt doch wirklich hinter uns gelassen haben. Von den Menschen, die in Gebieten leben, in denen noch das Matriarchat vorherrscht, können wir lernen, wie es ist, in einer friedlichen Welt zu leben. Dort profitieren auch die Männer davon.

Ayur Veda sagt dazu: lasse dich von deiner Intuition leiten. Lebe deine Träume nach deinen Vorstellungen.

Was ist Intuition? Ich komme an einem Laden vorbei. Im Schaufenster liegen viele Hüte. Aus dem Augenwinkel sehe ich einen, der mir ins Auge sticht. Ich habe nicht über diesen Hut nachgedacht. Ich beschließe spontan, ihn zu kaufen. Im Geschäft lasse ich mich allerdings sehr schnell ablenken. Jetzt entscheidet sich, ob ich mich von meiner Intuition abbringen lasse oder den Hut wirklich kaufe. Die Verkäuferin möchte mir lieber einen viel teureren Hut vermachen. Obendrein überlege ich, ob der von mir gewählte Hut nicht vielleicht doch eine Spur zu auffällig ist und was eventuell meine Nachbarn dazu sagen werden, wenn ich mit dem Ding aufkreuze. Seien Sie mal ehrlich! Wie oft haben Sie diese Situation schon selbst erlebt? Wie oft haben Sie sich von Ihrer Intuition abbringen lassen?

Mein Auto ist schon ziemlich alt und klapprig und ich möchte mir ein neues zulegen. Kaufe ich mir das Auto, das mir intuitiv in den Sinn kommt oder nehme ich auf den eventuell zu erwartenden Neid meiner Nachbarn Rücksicht? Obwohl ich keine Kombis mag, kaufe ich ein solches Fahrzeug. Dann kann ich den Nachbarn erzählen, jetzt könne ich z. B. auch mal meinen Rasenmäher transportieren. Das kommt zwar niemals vor, da der neue Mäher vom Händler geliefert und auch zu den Inspektionen abgeholt und zurückgebracht wird, aber ich habe ein Argument, um den Nachbarn zu beruhigen.

Eine Untersuchung hat ergeben, dass 80% aller Autos aus diesen Gründen gekauft werden. Und, mal ehrlich, wer wird schon mit einem Auto glücklich, dass er eigentlich gar nicht mag?

Die Intuition ist der siebte Sinn, den wir zum Glücklichsein brauchen. Die Intuition ist der Schlüssel zum Glück. Die Intuition verhindert, dass wir in verkarsteten Mustern verharren. Die Intuition sorgt dafür, dass wir Neues wagen, auch wenn das Neue im ersten Moment absurd erscheint oder Angst auslöst. Ich habe es früher selbst nicht geglaubt, kann Ihnen aber versichern, dass ich eines Besseren belehrt wurde.

Das siebte Chakra – Das vollkommene Glück

In der Zeit vom dreiundvierzigsten bis zum neunundvierzigsten Lebensjahr sollte die Entwicklung abgeschlossen werden.

Ehe und Familie sind intakt, die Kinder gut versorgt und aus dem Haus. Überall ist Harmonie eingekehrt und alle sind glücklich. Die ersten Enkel haben sich eingestellt und schon können wir mit der Weitergabe unserer hart erkämpften Werte und Erfahrungen von neuem beginnen.

Beruflich haben wir es geschafft und die oberen Etagen nach unseren Möglichkeiten und unserem Willen erreicht. Finanziell sind wir abgesichert und haben nun wieder mehr Zeit für den Partner oder Hobbys. Die Zeit des Stresses ist vorüber. Unsere Urlaubsschwerpunkte haben sich stark verändert. Kulturelle Ziele ziehen uns mehr an, als Bettenburgen und Strandleben.

Die Verlierer haben es aufgegeben, glücklich zu werden. Neid und Frust haben sich tief eingegraben und äußern sich zusehends durch wechselnde Erkrankungen. Diese Menschen werden sogar krank, um Aufmerksamkeit, also Neid oder Mitleid auszulösen. Meine Narbe ist aber viel größer als deine.

Die Ehe ist geschieden, man hat sich nichts mehr zu sagen oder schreit sich täglich an. Jeder hackt auf dem anderen herum oder macht sich, auch öffentlich, lustig über den anderen.

Die Individualisten haben die Villa in der Toskana endlich gekauft oder die Hütte am See gemietet. Jetzt wird es Zeit, endlich alle noch nicht gelebten Träume wahr zu machen. Ich wollte schon immer Motorrad fahren oder in der Karibik segeln gehen oder, oder, oder.

Ab dem fünfzigsten Lebensjahr kann der Reigen von neuem beginnen. Alle, die es bis jetzt nicht geschafft haben, bekommen nun die Möglichkeit, alles noch einmal anzupacken vom ersten bis zum siebten Chakra. Es ist also nie zu spät, um etwas zu verändern, um doch noch glücklich zu werden.

Beispiele

Die körperlichen und psychischen Symptome können teilweise recht schnell durch den Fachmenschen (Arzt, Heilpraktiker, Schmerztherapeut, Psychologe etc.) oder in gewissem Maße auch durch eine Eigentherapie behoben oder gelindert werden. Allerdings ist es höchst wahrscheinlich, dass sich diese Symptome irgendwann erneut einstellen, sollte von einer chakrenbedingten Überprüfung und Entwicklung abgesehen werden.

Jede dieser nachfolgend aufgeführten Störungen können natürlich jederzeit mit einem ayurvedischen Shanti, sei es mit Zitrone, Kokosnuss etc., behandelt werden. Auch ist es ratsam, in jedes Zimmer der Wohnung oder des Hauses eine Zitrone auf die Fensterbank oder den Schreibtisch zu legen, um den Raum energetisch angenehm zu gestalten.

Ayur Veda sagt dazu: Die Zitrone ist die sauerste Frucht auf dieser Erde und zieht somit alles Saure aus der Umgebung an.

In der Schulmedizin geht es häufig in erster Linie um Ihr Bestes, nämlich Ihr Geld. Immer wieder kommt ans Tageslicht, dass Operateure nach Stückzahl bezahlt werden, also quasi im Akkord operieren, um möglichst viel Geld zu verdienen, um dem Krankenhaus einen großen Umsatz zu bescheren. Viele Krankenhäuser sind Eigentum von Großkonzernen und deren Aktionäre verlangen Rendite, um Ausschüttungen zu garantieren.

Das hat zur Folge, dass die allermeisten Gebärmütter oder Brüste oder, oder, oder nicht entfernt werden, weil eine wirkliche Indikation vorliegt, sondern jede OP Geld bringt. Das Schicksal der zu Patienten gemachten Gesunden spielt kaum eine Rolle. Ärztinnen und Rechtsanwältinnen z. B. werden um ein Vielfaches weniger häufig operiert, als andere Frauen. Inzwischen wird schon die angebliche Vorstufe einer Vorstufe von Krebs operiert. Holen Sie sich vor einer OP generell eine Zweit- oder Drittmeinung ein und erzählen sie dem zweiten oder dritten Fachmann nichts von den Voruntersuchungen, um zu verhindern, dass dieser die Vormeinung einfach übernimmt.

Ähnlich verhält es sich im Orthopädie-Bereich. Sind angebliche Knorpelschäden wirklich die Ursache für Knieschmerzen oder liegt einfach nur eine schnell behebbare Gelenksblockade vor? Kniespiegelungen werden gern gemacht und ziehen häufig unangenehme Konsequenzen nach sich. Immer wieder kommt es zu Infektionen, die eine schmerzhafte Entzündung auslösen können. Immer wieder kommt es, z. B. durch so genannte Knorpelglättungen und Abtragungen der Synovialhaut, also der Produzentin der Gelenkschmiere zur

Gelenkszerstörung. Mit dieser Art der meist völlig sinnlosen Operation wird quasi ein zukünftiger Gelenksersatz schon vorbereitet.

Ähnlich verhält es sich mit Hüft- und Schulterproblemen. Auch in diesen Fällen wird gern ein künstliches Gelenk, eine Prothese eingesetzt, obwohl kein wirklicher Schaden vorliegt. Sollte sich ein Gelenksersatz nicht vermeiden lassen, übernehmen Sie selbst Verantwortung und scheuen Sie sich nicht, mit dem Operateur zu sprechen. Ist der Ersatz wirklich notwendig? Würde er sich selbst operieren lassen? Hat er die passenden Prothesen vorrätig oder werden diese aus Kostengründen in einer Einheitsgröße en gros eingekauft?

Auch Bandscheibenschäden, falls denn wirklich vorhanden, werden gern zur Operationsindikation erklärt. Viele Menschen haben einen Bandscheibenvorfall, der aber keine Beschwerden verursacht. Häufig sind verschobene Wirbel oder ein verschobenes Kreuzbein-Darmbein-Gelenk (ISG-Blockade) die Ursache für Schmerzen und Bewegungseinschränkungen. Auch das gern diagnostizierte zu kurze Bein rührt meistens von einer ISG-Blockade her. Das Bein ist also nicht wirklich zu kurz, sondern die Hüfte ist nach oben verschoben.

Mit einer Schuherhöhung wird diese Fehlstellung noch manifestiert, ohne sie wirklich zu beheben. Eine solche Fehlstellung wiederum kann die Wirbelsäule in Mitleidenschaft ziehen.

Röntgen-Apparate und MRT sind teure Geräte und müssen sich amortisieren. Also wird durchleuchtet, was das Zeug hält, obwohl ein einfacher Sicht- oder Tastbefund genauso viel Aufschluss über die Ursachen geben kann.

Ich habe im Laufe der Jahrzehnte immer wieder festgestellt, dass die wahre, körperliche Ursache für Knie-, Hüft- ISG- und/oder Rückenbeschwerden bis hin zum Kopfschmerz von verschobenen Knochen im Fußbereich herrührt. Ein schmerzhaftes Umknicken kann die Mittel- und/oder Fußwurzelknochen verschieben. Dadurch wiederum wird die Statik beeinflusst. Diese Fehlstellung, die auf einfache Weise per Impulsdehnung behoben werden könnte, kann dafür sorgen, dass sich die Schieflage über Sprunggelenk, Knie und Hüfte bis in die Wirbelsäule fortsetzt.

Auch langanhaltende Schmerzzustände können mithilfe der Impulsdehnung, der koreanischen Massage und anschließender Gymnastik erfolgreich angegangen werden. Selbst das gern diagnostizierte Rheuma oder der Morbus Bechterew können erfolgreich behandelt werden, um zumindest eine Verbesserung der Lebensqualität hervorzurufen.

Während die Orthopädie durch Operationen viel Geld verdient, setzten Internisten verstärkt auf Untersuchungen. Oft völlig sinnlose Vorsorgemaßnahmen bringen viel Geld ein. Fragwürdige oder gar absichtlich konstruierte Untersuchungsergebnisse werden gern zur Operationsindikation erklärt. Darmspiegelungen sind nicht harmlos. Sie können zu argen Komplikationen führen. Selbst Todesfälle sind dadurch schon ausgelöst worden. Ähnlich verhält es sich mit dem gern genommen Herzkatheter. Jeder Eingriff, wurde er von Arzt oder Werbung auch als noch so einfach hingestellt, birgt unkalkulierbare Risiken. Und Statistiken beweisen inzwischen ganz klar, dass die Volksgesundheit nicht davon profitiert hat.

Aller orten wird dem Patienten mit angeblichen Krebsverbreitungszahlen Angst eingejagt. Aller orten wird durch zweifelhafte Fernsehserien, in denen der Arzt zum Alleskönner hochstilisiert wird, oder durch Werbung suggeriert, die Schulmedizin habe alles im Griff und sei unfehlbar. Operationsrisiken können vernachlässigt werden und auf den Patienten wartet nach der OP ein schönes Leben. Auch eine oft vermeidbare Vollnarkose sei völlig harmlos. Risiken und Nebenwirkungen werden gern verschwiegen oder heruntergespielt. Jede OP, jede Vollnarkose bringt Geld.

Die Brustkrebsoperationszahlen z. B. stiegen sprunghaft an, nachdem die Mammografie erfunden worden war. Wieso hatten danach plötzlich so viele Frauen Brustkrebs entwickelt? Wieso waren vorher nicht massenweise Frauen an Brustkrebs gestorben? Jeder Schatten, selbst wenn es sich um eine einfache Entzündung handelte, musste sofort operiert werden.

Die Entdeckung des so genannten Krebsgens sorgte und sorgt für weiteren Umsatz. Hysterisch wird von Frauen die Amputation der eigenen Brüste verlangt, um einem baldigen Tod zu entkommen. Dass es sich bei dem Krebsgen um eine reine Erfindung handelt, spielt keine Rolle. Der Onkel Doktor hat immer Recht und will nur das Beste für die Patientin.

Auch Ärzte in eigener Praxis schneiden sich gern ein Stückchen vom großen Kuchen ab. Mit den Ausdrücken „Schlaganfall" oder „Herzinfarkt" wird die Angst geschürt. Obendrein werden willkürlich festgelegte Normwerte ins Feld geführt, um den Patienten gefügig, oder besser, empfänglich zu machen. Obwohl Blutdruckwerte von 120 – 150 zu 80 – 100 völlig normal sind, wird dem Patienten eingeredet, ein Blutdruck über 120 sei gefährlich für Herz und Kreislauf. Auch Cholesterinwertnormen, die der reinen Phantasie entspringen, werden dazu benutzt, um Cholesterinhemmer unters gemeine, unwissende Volk zu bringen.

Da jeder Mensch nicht nur über seine eigene Haarfarbe, sondern auch über seinen individuellen Blutdruck und Cholesterinspiegel verfügt, zieht jeder Eingriff Konsequenzen nach sich.

Blutdrucksenker können z. B. Schwindel auslösen, weil der für den Betroffenen optimale Blutdruck künstlich heruntergedrückt wird. Nicht das Wohlbefinden ist die Folge, sondern eine rapide Absenkung der Lebensqualität.

Ähnlich verhält es sich mit Cholesterinsenkern. Der für den Patienten, der eigentlich keiner ist, normale Wert wird gesenkt. Das kann zur Folge haben, dass u. a. eine Demenz vorbereitet wird, weil der Körper den nun für ihn zu niedrigen Cholesterinspiegel durch den Abbau von Cholesterin im Gehirn ausgleicht. Obendrein sollte nicht außer Acht gelassen werden, dass Cholesterin die Grundlage für lebenswichtige Hormone, wie z. B. Adrenalin, Östrogen und Testosteron darstellt und auch in der Hinsicht weitreichende Folgen ausgelöst werden können. Obendrein wird gern verbreitet, man könne durch eine bestimmte Nahrung den Cholesterin-Spiegel im Blut/Körper beeinflussen. Dabei handelt es sich um ein Märchen, das gern erzählt wird, um bestimmte Nahrungsmittel zu vermarkten. Ob sie z. B. Eier meiden oder zehn Stück gleichzeitig essen, spielt für den Cholesterin-Spiegel keine Rolle.

Auch der gern getestete PSA-Wert, der angeblich Prostatakrebs anzeigen soll, sagt in Wirklichkeit nichts aus, wird aber gern als Grundlage einer Operationsindikation herangezogen.

Dass Calciumpräparate eine nicht vorhandene Osteoporose erst auslösen können, ist seit Jahren bekannt. Trotzdem wird diese ganz normale Alterserscheinung, die in den allermeisten Fällen völlig harmlos ist, zur Volkskrankheit hochstilisiert, um ordentlich Kasse zu machen. Knochendichtemessungen, die im Grunde genommen keinerlei Aussagekraft haben, werden dazu benutzt, besonders ältere Patienten zu ängstigen und ihnen den nahen Wirbel-, Bein- oder Armbruch zu prophezeien.

Ähnlich verhält es sich mit Diabeteskost. Nach Jahrzehnten des Absahnens hat sich herausgestellt, dass sie keinerlei Nutzen für den Patienten hat, sondern, ganz im Gegenteil, noch die Zuckerkrankheit unterstützen kann.

Obendrein nehmen immer mehr junge Mädchen die Anti-Baby-Pille – allerdings nicht in erster Linie, um zu verhüten, sondern weil ihnen von der Werbung vorgegaukelt wird, sie bekämen nach Einnahme der neusten Pille eine glattere Haut, schönere Haare und einen größeren Busen. Obendrein würde die Pille eine Gewichtsreduzierung einleiten.

Dass diese eigentlichen Nebeneffekte nur sehr selten auftreten und auch, wenn überhaupt, von den Pillen der zweiten Generation ausge löst werden können, wird natürlich verschwiegen. Dass es sich um einen Medikamenten-Cocktail handelt, der, wie jedes andere Medikament auch, Nebenwirkungen, wie in diesem Fall ein erhöhtes Thromboserisiko oder, nach längerer Anwendung, Pigmentstörungen der

Haut auslösen kann, wird natürlich, wenn überhaupt, nur am Rande erwähnt.

Die Mädchen werden falsch informiert und mit einem, mit einem bunten Blümchenmuster versehenen Geschenk oder einem Halskettchen geködert. Die Pillenschachtel enthält einen Schminkspiegel oder einen Schlüsselanhänger und suggeriert den Mädchen, das Medikament sei gar keines, sondern nur eine Schönheitspille.

Viele Ärzte lassen sich von der Pharmaindustrie dazu verführen, gesunde Menschen mit diesen Präparaten zu versorgen. Obwohl die Konsequenzen bekannt sind, wird das Gewissen mit hinreichenden Zuwendungen schnell betäubt. Verschreibungsfreudige Ärzte werden großzügig unterstützt. Das reicht von der kostenlosen Installation der Praxis-Soft- und Hardware, die natürlich stets als erstes die Produkte anzeigt, deren Firma den PC gesponsort hat, über die Pseudo-Fortbildungsreise in ein Fünf-Sterne-Hotel auf Mallorca – die Vorstellung eines neuen Medikamentes oder eine Weiterbildung kann natürlich nicht in heimischen Gefilden stattfinden – bis zur direkten Geldzuwendung.

Dazu nimmt der Arzt an einer so genannten Studie teil. Dass es sich dabei um eine Pseudostudie handelt ist natürlich allen Beteiligten bekannt. Der Arzt meldet also dem Pharmaunternehmen, wie vielen Patienten er bei welcher Diagnose das neue Mittel verschrieben hat. Daraufhin überweist der Pharmakonzern dem Arzt eine „Aufwandsentschädigung", die pro neu hinzu gewonnenem Patienten mehrere tausend Euro betragen kann. Stellt ein Arzt also an einem Tag mehrere Patienten neu ein, klingelt es abends ganz gehörig in der Kasse – und das mit sehr geringem Aufwand.

Auch andere Geldquellen werden gern erschlossen. Manches Krankenhaus zahlt dem überweisenden Arzt ein kleines Honorar oder der Physiotherapeut, der Masseur, der Orthopädiemechaniker oder der Dentallaborbetreiber wird darauf hingewiesen, dass es mehrere seiner Zunft gibt. Wenn er also weiterhin vom Arzt „beliefert" werden möchte, wäre es ganz angebracht, hin und wieder eine kleine Zuwendung zu spendieren.

Obwohl noch keine Pille, keine Spritze jemals eine Gelenksblockade beseitigt hat, ist es natürlich für den Arzt lukrativer zu spritzen oder eine Pille zu verschreiben, als Krankengymnastik oder Massage zu verordnen.

Schon in den 1970er Jahren musste ich feststellen, dass wirklich ausgezeichnet funktionierende Heilmethoden von den Ärzten kaputtgemacht wurden. Nach und nach schafften sich viele Ärzte Elektrotherapiegeräte an, ohne eine entsprechende Ausbildung gemacht zu haben. Um die Elektrotherapie sinnvoll einsetzen zu können, muss man sich für den Patienten Zeit nehmen, um seine Reaktionen zu testen und daraufhin die richtige Stromform, die richtige Impulsdauer einstellen zu können. In vielen Arztpraxen wurden verschiedene Patienten einfach angeschlossen, ohne diese zwingend notwenigen Vorarbeiten zu leisten. Das Ergebnis war, dass diese Art der Elektrotherapie verständlicherweise keine Erfolge nach sich ziehen konnte.

Ähnlich verhält es sich mit der Akupunktur. Als ich Ende der 1970er damit anfing, Patienten mit der Akupressur zu behandeln, wurde ich aller orten ausgelacht. Heute verabreicht jeder Orthopäde die verwandte Akupunktur. Während ich gut zehn Jahre brauchte, um die Korrespondenzen der einzelnen Akupunkturpunkte untereinander zu verstehen, lernen Ärzte das in Wochenendseminaren. Während Patienten meine Akupunkturbehandlung selbst zahlen müssen, ersetzt das bei den Ärzten die Krankenkasse. Auch kommt mir oft zu Ohren, dass Ärzte behaupten, der Patient müsse mindestens zehn Akupunkturanwendungen hinter sich bringen ehe die Wirkung einsetzt. Das stimmt natürlich nicht. Jedem halbwegs beschlagenen Akupunkteur ist klar, dass eine Behandlung sofort anschlägt oder gar nicht, da man als Behandler im Moment der Behandlung direkt auf den betreffenden Meridian einwirkt.

Auch wird vielfach behauptet, es gibt eine Heilmethode, die universell und totsicher gegen alles hilft. Behandler, die derartige Unsinnigkeiten unters Volk streuen, haben meist nur eine Methode erlernt und müssen nun ihre Methode als Allheilmittel hinstellen, um damit Geld verdienen zu können. In der Vielfalt liegt der Schlüssel zum Glück, zur Gesundheit.

Nach wie vor gibt die Pharmaindustrie ein Mehrfaches für Werbung aus, als für die Forschung. Für selten vorkommende Krankheiten oder für Krankheiten, die überwiegend in ärmeren Regionen der Welt auftreten wird erst gar kein Mittel entwickelt, da sich die Rendite nicht lohnt. Bestochene Institute sorgen dafür, dass kaum oder gar nicht ausreichend getestete Medikamente auf den Markt gebracht werden können. Selbst der TÜV hat Brustprothesen zertifiziert, die sich hinterher als höchst gefährlich erwiesen. Willfährige Ärzte bringen das neue Medikament unters Volk und kassieren dabei ab. Es wird nach wie vor auf Teufel komm raus operiert. Dass damit erst Gesunde zu Kranken gemacht werden, dass den Opfern dieser Machenschaften großes Leid zugefügt wird, spielt keine Rolle. Hauptsache die Kasse klingelt. Ich würde so eine Vorgehensweise als vorsätzliche Körperverletzung oder gar Mord bezeichnen, wenn ein Mensch aufgrund solcher Machenschaften zu Tode kommt.

Jedes Jahr sterben allein in den USA etwa 300.000 Menschen an den Nebenwirkungen von Medikamenten. In Deutschland sterben mehrere Hunderttausend an Fehldiagnosen, Fehlbehandlungen, Falschverschreibungen und Operationsfehlern. Selbst wenn alle Todesfälle, die auf Verkehrsunfällen, Suchterkrankungen oder sonstigen Tragödien basieren zusammengezählt würden, wird diese enorme Zahl nicht erreicht.

Auf jeder Zigarettenschachtel muss der Aufdruck stehen: „Rauchen kann zum Tode führen." Reellerweise müsste man eine ähnliche Warnung auch an vielen Arztpraxen oder Krankenhäusern anbringen.

Jeden Tag erzählen mir Patienten, wie viele Pillen sie einnehmen „müssen", um dem Tod ein Schnippchen schlagen zu können. Ein

Blutdrucksenker, ein Cholesterinhemmer, der wiederum einen Magenunterstützer notwendig macht und ein Herzstärkungsmittel gehören fast schon zum Standard jedes Patienten. Die Nebenwirkungen sollen durch Leber-, Kreislauf- oder Nierenpräparate aufgefangen werden, die wiederum Nebenwirkungen haben. Das Medikamentenkarussell ist eröffnet und spült Milliarden in die Kassen der Ärzte und Pharmakonzerne. Zehn, zwölf oder noch mehr Mittel, die ein Patient schlucken „muss" sind keine Seltenheit.

Dazu fällt mir dann stets die Geschichte des Mönches Tetzel ein, der von der katholischen Kirche Anfang des 16. Jahrhunderts ausgeschickt wurde, um Spenden für den Bau des Petersdoms in Rom und für den dekadenten Lebenswandel des Papstes und seiner Kardinäle und Bischöfe zu sammeln.

Er verkaufte so genannte Ablasszettel, mit deren Hilfe sich die Gläubigen von ihren Sünden freikaufen konnten. Auch einen Werbeslogan gab es damals schon.

„Wenn das Geld im Kasten klingt, die Seele in den Himmel springt."

Den Inhalt dieses Spruches könnte man auch auf die Machenschaften von vielen Medizinern anwenden.

„Wenn das Geld im Kasten der Mediziner klingt, die Seele des Patienten bald in den Himmel springt."

Ist doch eine famose Arbeitsteilung, nicht wahr?

Natürlich möchte ich die Schulmedizin nicht im Ganzen anprangern. Ohne Notfallmedizin, ohne die Virus-, Pilz- oder Bakterienbekämpfung wären wir aufgeschmissen. Aber leider ist ein Großteil der Schulmedizin zur reinen Gewinnmaximierung verkommen. Wenn wirklich nur das Notwendige unternommen würde, um Patienten zu helfen, könnten wir bestimmt zwei Drittel aller Kosten einsparen.

Michaela Main, die oft mit mir nach Indien reiste, und ich möchten Ihnen im Folgenden ein paar Hinweise geben, die erklären, wie leicht sich jeder Patient selbst helfen kann.

Ausfluss

Ursache nach Calligaris:	Erinnerung
Symptome:	Gelblicher oder bräunlicher Ausfluss, eventuell übel riechend, Juckreiz
	Nicht zu verwechseln mit dem meist weißen, eventuell milchigen weiblichen Ejakulat
Therapievorschlag:	Fachmenschen aufsuchen Ungespritzte und geschälte grüne, sehr feste Banane in die Vagina einführen und dort etwa eine halbe Stunde belassen, Hosen ausziehen, um Ventilation zu ermöglichen, Hand auflegen zur Aktivierung der Selbstheilungskräfte

Ursachentherapie nach Ayur Veda: Überprüfung der Chakren 1 - 4

Blasen- und Harnwegsbeschwerden

Ursache nach Calligaris:	Erinnerung
Symptome:	Brennen beim Wasserlassen, Dauerbrennen
Therapievorschlag:	Fachmenschen aufsuchen Hosen ausziehen, um Ventilation zu ermöglichen, kühlen, Handauflegen, um die Selbstheilungskräfte zu stärken

Ursachentherapie nach Ayur Veda: Überprüfung der Chakren 1 - 4

Blinddarmentzündung

Ursache nach Calligaris: Geiz allgemein

Symptome: Rasender Schmerz im rechten Unterbauch, eventuell mit Erbrechen und kalten Schweißausbrüchen

Achtung: Lebensgefahr !!!

Therapievorschlag: Fachmenschen aufsuchen

Ursachentherapie nach Ayur Veda: Überprüfung der Chakren 1 - 4

Bronchitis

Ursache nach Calligaris: Ruhe und Schlaf

Symptome: Atembeschwerden, Reizhusten, eventuell mit Auswurf

Therapievorschlag: Fachmenschen aufsuchen
Impulsdehnung der Brustwirbelsäule, Kräuterinhalation, Ohrakupunktur mit Piezzo oder Searchin Stim, Handauflegen zur Aktivierung der Selbstheilungskräfte

Ursachentherapie nach Ayur Veda: Überprüfung der Chakren 1 - 4

Brustentzündung

Ursache nach Calligaris: nicht ausgelebte Sexualität

Symptome: Schwellungen, eventuell Spannungs- und/oder Druckschmerz, sollte nicht mit Vorstufe von Brustkrebs verwechselt werden.

Therapievorschlag: Fachmenschen aufsuchen
Umschläge mit einer Mischung aus je einem Drittel Olivenöl, Rizinusöl und

Sesamöl, Hand auflegen zur Aktivierung der Selbstheilungskräfte

Ursachentherapie nach Ayur Veda: Überprüfung der Chakren 1 - 2

Darmprobleme

Ursache nach Calligaris: Liebe und Leidenschaft

bei Durchfall: die Liebe ist zu schnell durch, keine
Zeit zum kennen lernen

bei Verstopfung: klammern an einer vielleicht schon
längst verflossenen Liebe, einem lieb
gewonnen Gegenstand, Haus, Auto
etc.

Symptome: Durchfall, Verstopfung, Blähungen,
Schmerzen

Therapievorschlag: Fachmenschen aufsuchen
Banane, Salzstangen, Cola, Kohletab-
letten, Gymnastik, Colonmassage,
Ohrakupunktur mit Piezzo oder Searchin Stim, Handauflegen zur Aktivierung der Selbstheilungskräfte

Ursachentherapie nach Ayur Veda: Überprüfung der Chakren 1 - 4

Demenz

Ursache nach Calligaris: Dissoziation

Symptome: Verwirrtheit, Erinnerungslücken, Koor
dinationsstörungen

Therapievorschlag: Fachmenschen aufsuchen
2 - 3 l Wasser pro Tag trinken, Cholesterinhemmer absetzen, da zu wenig
Cholesterin Demenz auslösen oder be-
günstigen kann, Ohrakupunktur mit

Piezzo oder Searchin Stim, Handauflegen zur Aktivierung der Selbstheilungskräfte

Ursachentherapie nach Ayur Veda: Überprüfung der Chakren 1 - 4

Diabetes (Zuckerkrankheit)

Ursache nach Calligaris:	Genuss und Freude
Symptome:	Zu wenig oder gar keine Insulinproduktion in der Bauchspeicheldrüse, Insulinandockstellen sind defekt (alters- oder organisch bedingt), Sehstörungen, Durchblutungsstörungen, Ohnmacht
Achtung:	Lebensgefahr !!!
Therapievorschlag:	Fachmenschen aufsuchen Ernährung überprüfen, viele so genannte Diätlebensmittel können Diabetes verstärken, Ohrakupunktur mit Piezzo oder Searchin Stim, Handauflegen zur Aktivierung der Selbstheilungskräfte

Ursachentherapie nach Ayur Veda: Überprüfung der Chakren 1 - 4

Durchblutungsstörungen

Ursache nach Calligaris:	Angst (Venöse Durchblutungsstörungen siehe Krampfadern) Arterielle Durchblutungsstörungen
Symptome:	Kalte Hände, Beine oder Füße bis zur Gefühllosigkeit, Gefühlsirritationen

	(Kribbeln, Tastprobleme, Kraftprobleme), Weißfärbung, Gewebstod
Therapievorschlag:	Fachmenschen aufsuchen
	Wechselbäder mit Zusätzen, die die Durchblutung anregen, wie z. B. Fichtennadel- oder Kiefernextrakt.

Dazu werden zwei Gefäße ausreichender Größe benötigt. Im ersten Gefäß befindet sich Wasser mit einer Temperatur von 36 - 38 ° C und einem Zusatz. Im zweiten Gefäß befindet sich kaltes Wasser

Arm, Bein oder Fuß werden zuerst für ca. 5 min dem warmen Wasser ausgesetzt, anschließend für ca. 10 sek dem kalten. Das Ganze zwei Mal wiederholen und immer mit dem kalten Wasser aufhören.

Über mehrere Tage oder Wochen wiederholt, kann eine Durchblutungssteigerung herbeigeführt werden. Sollten keine Gefäße vorhanden sein, kann man auch mit der Dusche vorliebnehmen. Dabei werden die Arme/Beine zuerst mit dem warmen Wasser benetzt, bis eine spürbare Durchwärmung eingetreten ist. Danach wird mit kaltem Wasser abgeschreckt. Zwei Mal hintereinander durchgeführt und über mehrere Tage oder Wochen angewandt, kann zum Erfolg führen.

Ohrakupunktur mit Piezzo oder Searchin Stim, Handauflegen zur Aktivierung der Selbstheilungskräfte

Ursachentherapie nach Ayur Veda: Überprüfung der Chakren 1 - 4

Ellenbogenschmerz

Ursache nach Calligaris:	Linker Ellenbogen: Angst zu nehmen
	Rechter Ellenbogen: Angst zu geben
Symptome:	Schmerzen in Ruhe und/oder in Bewegung, evtl: Schmerzen beim Zugreifen
Therapievorschlag:	Fachmenschen aufsuchen
	Meistens handelt es sich dabei um eine

Blockade des Ellenbogengelenks oder eine Verschiebung von Elle zu Speiche. Wird gern als Tennis- oder Golfer-Arm oder Sehnenscheidenentzündung diagnostiziert. Impulsdehnung, koreanische Massage, Piezzo auf Fingerspitzen und Fingerzwischenräume, anschließend Gymnastik

Ursachentherapie nach Ayur Veda: Überprüfung der Chakren 1 - 4

Gebärmuttersenkung, Blasensenkung, Harninkontinenz

Ursache nach Calligaris:	Erinnerung
Symptome:	Unkontrollierter Harnabgang, evtl. Spannungsschmerzen, in schweren Fällen Bewegungseinschränkungen
Therapievorschlag:	Fachmenschen aufsuchen Beckenbodenmuskeltraining mittels Masturbation (der Orgasmus ist das beste Muskeltraining) oder Einführen eines Gegenstandes (z.B. Gymnastikkeulenkopf) in die Vagina, um diesen dann mit der umliegenden Muskulatur festzuhalten, Gebärmutter kann durch den After massiert werden, Ohrakupunktur mit Piezzo oder Searchin Stim, Handauflegen zur Aktivierung der Selbstheilungskräfte

Ursachentherapie nach Ayur Veda: Überprüfung der Chakren 1 - 4

Gelbsucht/Leberentzündung

Ursache nach Calligaris:	Hass

Symptome:	Schmerzen im Leberbereich, Gelbfärbung der Haut, Unwohlsein, Alkohol-, Medikamenten- oder Drogensucht, Vergiftungserscheinungen, Koma
Achtung:	Lebensgefahr !!!
Therapievorschlag:	Fachmenschen aufsuchen Ohrakupunktur mit Piezzo oder Searchin Stim, Hand-auflegen zur Aktivierung der Selbstheilungskräfte

Ursachentherapie nach Ayur Veda: Überprüfung der Chakren 1 - 4

Geschwollene Beine oder Füße

Ursache nach Calligaris:	Angst
Symptome:	Geschwollene Beine, eventuell Schmerzen und/oder Spannungsgefühl
Achtung:	bei Rechtsherzinsuffizienz Lebensgefahr !!!
Therapievorschlag:	Fachmenschen aufsuchen Lymphdrainage, Stützstrümpfe, 2 bis 3 Liter Wasser trinken pro Tag, Ohrakupunktur mit Piezzo oder Searchin Stim, Handauflegen zur Aktivierung der Selbstheilungskräfte

Ursachentherapie nach Ayur Veda: Überprüfung der Chakren 1 - 4

Handgelenksschmerzen

Ursache nach Calligaris:	linke Hand: Angst zu nehmen rechte Hand: Angst zu geben
Therapievorschlag:	Fachmenschen aufsuchen In den allermeisten Fällen handelt es sich um eine Verschiebung eines oder

mehrerer Handwurzelknochen. Beschwerden können häufig durch eine Deblockierung (Impulsdehnung) behoben werden. Kühlen. Eine Carpaltunnel-OP ist selten nützlich, da Ursache nicht behoben wird.

Ursachentherapie nach Ayur Veda: Überprüfung der Chakren 1 - 4

Hautausschlag/Allergie

Ursache nach Calligaris:	Kommunikation
Therapievorschlag:	Fachmenschen aufsuchen Massage mit Ayur-Veda-Öl mit Zusatz (1 Drittel Olivenöl, 1 Drittel Rizinusöl, 1 Drittel Sesamöl, etwa 5 Esslöffel Kamillenöl auf 1 Liter), Handauflegen zur Aktivierung der Selbstheilungskräfte

Ursachentherapie nach Ayur Veda: Überprüfung der Chakren 1 - 5

Herzschmerzen

Ursache nach Calligaris:	Angst
Symptome:	Ab und zu oder permanent auftretender Schmerz im Bereich des Herzens, eventuell einhergehend mit Atemnot
Achtung:	Lebensgefahr !!!
Therapievorschlag:	Fachmenschen aufsuchen Impulsdehnung der Brustwirbelsäule, koreanische Massage Ohrakupunktur iilt Piezzo oder Searchin Stim

Ursachentherapie nach Ayur Veda: Überprüfung der Chakren 1 - 4

Hüftschmerz und/oder Arthrose

Ursache nach Calligaris: Rechte Hüfte: Ich habe ein psychisches Problem damit, zu jemandem hinzugehen, um ihm etwas zu geben.

Linke Hüfte: Ich habe ein psychisches Problem damit, zu jemandem hinzugehen und mir etwas zu holen.

Symptome: Schmerzen im Hüftbereich, eventuell Bewegungseinschränkungen

Therapievorschlag: Fachmensch aufsuchen
In den seltensten Fällen liegt eine Arthrose vor. Meistens handelt es sich um eine Blockade des Hüftgelenks, die schnell behoben werden kann.
Impulsdehnung, koreanische Massage, Piezzo auf Zehenspitzen und Zehenzwischenräume, anschließend Gymnastik

Ursachentherapie nach Ayur Veda: Überprüfung der Chakren 1 - 4

Knieschmerzen und/oder Arthrose

Ursache nach Calligaris: Knie links: Ich habe etwas zu bekommen, aber Angst davor, es mir zu holen

Knie rechts: Ich muss etwas geben, habe aber Angst davor, es zu überbringen

Symptome: Schmerzen im Knie, eventuell mit Bewegungseinschränkung

Therapievorschlag: Fachmenschen aufsuchen
Meistens handelt es sich um eine ein-

fache Gelenksblockade, die schnell behoben werden kann. So genannte Knorpelglättungen können das Gelenk zerstören. Impulsdehnung, koreanische Massage, Piezzo auf Zehenspitzen und Zehenzwischenräume, anschließend Gymnastik

Ursachentherapie nach Ayur Veda: Überprüfung der Chakren 1 - 4

Krampfadern Varizen – Thrombose – Phlebitis

Ursache nach Calligaris:	Angst
Symptome:	Hervortretende, verdickte, eventuell mäandernde, gut sichtbare Venen, überwiegend im Unterschenkelbereich, eventuell Schweregefühl und/oder Schmerzen. Krampfadern können auch im Speiseröhrenbereich und an der weiblichen Brust, sowie den Schamlippen auftreten.
Achtung:	Lebensgefahr!!! Blutgerinsel (Thrombos) kann sich lösen
Therapievorschlag:	Fachmenschen aufsuchen Operation, Stützstrümpfe, Akupressur

Ursachentherapie nach Ayur Veda: Überprüfung der Chakren 1 - 4

Kreuzschmerzen (Hexenschuss)

Ursache nach Calligaris:	Sexualität
Symptome:	Schmerzen im unteren Rückenbereich, evtl. ausstrahlend in Po und Beinbereich und Bewegungseinschränkung

Therapievorschlag:	Fachmenschen aufsuchen Wird gern als Bandscheibenvorfall diagnostiziert, hat aber nichts damit zu tun. Impulsdehnung, koreanische Massage, Piezzo auf Zehenspitzen und Zehenzwischenräume, Ohrakupunktur mit Piezzo oder Searchin Stim, anschließend Gymnastik

Ursachentherapie nach Ayur Veda: Überprüfung der Chakren 1 - 2

Magenschmerzen

Ursache nach Calligaris:	Minderwertigkeitsgefühle, Vergesslichkeit
Symptome:	Schmerzen und/oder Sodbrennen
Therapievorschlag:	Fachmenschen aufsuchen Impulsdehnung der Brustwirbelsäule und der Rippen, koreanische Massage, Ohrakupunktur mit Piezzo oder Searchin Stim, Handauflegen zur Aktivierung der Selbstheilungskräfte

Ursachentherapie nach Ayur Veda: Überprüfung der Chakren 1 - 4

Mandelentzündung

Ursache nach Calligaris:	Klammern
Symptome:	Schluckbeschwerden, Halsschmerzen
Therapievorschlag:	Fachmenschen aufsuchen Eis essen, Ohrakupunktur mit Search'n Stim, Akupressur der Nagelwurzeln beider Daumen, Piezzo auf alle Fingerspitzen und Fingerzwischenräumen

Ursachentherapie nach Ayur Veda: Überprüfung des 1. Chakras

Menstruationsstörungen

Ursache nach Calligaris:	Sexualität, Angst, Minderwertigkeitsgefühl
Symptome:	Unregelmäßige Blutungen, Schmerzen, Endomitriose
Therapievorschlag:	Fachmenschen aufsuchen Vergangenheit aufarbeiten (sexueller Kindesmissbrauch?), Masturbation, Ohrakupunktur mit Piezzo oder Searchin Stim, Handauflegen zur Aktivierung der Selbstheilungskräfte

Ursachentherapie nach Ayur Veda: Überprüfung der Chakren 1 - 4

Migräne (Magen)

Ursache nach Calligaris:	Minderwertigkeitsgefühle, Vergesslichkeit
Symptome:	Teilweise rasender Kopfschmerz, evtl. mit Sehstörungen, Schwindel und Erbrechen einhergehend
Therapievorschlag:	Fachmenschen aufsuchen Gehirnharmonisierung und Ohrakupunktur mit Searchin Stim, Handauflegen zur Aktivierung der Selbstheilungskräfte

Ursachentherapie nach Ayur Veda: Überprüfung der Chakren 1 - 4

Migräne: (Uro-Genital)

Ursache nach Calligaris:	Erinnerung
Symptome:	Teilweise rasender Kopfschmerz mit Erbrechen, Sehstörungen und Schwindel einhergehend

Therapievorschlag:	Fachmenschen aufsuchen Gehirnharmonisierung und Ohrakupunktur mit Searchin Stim, Handauflegen zur Aktivierung der Selbstheilungskräfte

Ursachentherapie nach Ayur Veda: Überprüfung des 2. Chakras

Nacken- oder Kopfschmerzen

Ursache nach Calligaris:	nicht ausgelebte Sexualität
Symptome:	Nacken und/oder Kopfschmerz, der in Schultern und Arme ausstrahlen kann, Bewegungseinschränkungen (steifer Hals)
Therapievorschlag:	Fachmenschen aufsuchen Impulsdehnung, koreanische Massage, Masturbation

Ursachentherapie nach Ayur Veda: Überprüfung der Chakren 1 + 2

Nierenschmerzen, -entzündung, -steine

Ursache nach Calligaris:	Ideen, Assoziationen, Konfusion
Symptome:	Schmerzen im Nierenbereich, evtl. ausstrahlend in den Rücken und Vergiftungserscheinungen, Bluthochdruck mit einhergehender auffälliger Blässe
Achtung:	Lebensgefahr!!!
Therapievorschlag:	Fachmenschen aufsuchen Achtung, wird gern mit Lendenwirbelblockade verwechselt. Impulsdehnung der Lendenwirbelsäule, koreanische Massage, Ohrakupunktur mit Piezzo oder Searchin Stim, Handauflegen zur

Aktivierung der Selbstheilungskräfte,
wenn festgestellt wurde, dass Nieren
nicht die Ursache für aufgetretene
Schmerzen sind

Ursachentherapie nach Ayur Veda: Überprüfung der Chakren 1 - 4

Phantomschmerzen

Ursache nach Calligaris:	Schmerz
Symptome:	Schmerzen in amputierten Gliedmaßen
Therapievorschlag:	Fachmenschen aufsuchen Ohr- oder Körperakupunktur mit Piezzo oder Searchin Stim, Handauflegen zur Aktivierung der Selbstheilungskräfte

Ursachentherapie nach Ayur Veda: Überprüfung der Chakren 1 - 4

Prostataleiden

Ursache nach Calligaris:	Erinnerung, Sexualität
Symptome:	Urin kann nur unter hohem Druck oder tröpfchenweise abgegeben werden
Achtung:	bei völligem Ausbleiben des Urins Lebensgefahr !!!
Therapievorschlag:	Fachmenschen aufsuchen Vergangenheit aufarbeiten (sexueller Kindesmissbrauch?), Masturbation, bei leichten Beschwerden kann die Prostata durch den After massiert werden, Ohrakupunktur mit Piezzo oder Searchin Stim, Handauflegen zur Aktivierung der Selbstheilungskräfte

Schmerzen im Daumengrundgelenk

Ursache nach Calligaris: materieller Geiz

Symptome: Schmerzen in Ruhe und/oder in der Bewegung, eventuell Bewegungseinschränkung

Therapievorschlag: Fachmenschen aufsuchen Impulsdehnung, Piezzo auf Daumenspitze, koreanische Massage

Ursachentherapie nach Ayur Veda: Überprüfung des 1. Chakras

Schnarchen

Ursache nach Calligaris: Ruhe und Schlaf

Symptome: Ständige Müdigkeit, Schlafstörungen, Konzentrationsschwächen durch Sauerstoffmangel, Gefahr einer Hirnschädigung durch Sauerstoffmangel

Therapievorschlag: Fachmenschen aufsuchen Bei Brillenträgern kommt es häufig vor, dass die Nasenflügel durch das Gewicht einer schweren Brille eingedrückt werden. Ein Wattestäbchen aus Plastik kann da wahre Wunder wirken. Man knickt es in der Mitte und spannt damit einen Nasenflügel auf, in dem man die beiden wattierten Enden des Wattestäbchens in ein Nasenloch einführt. Diese Maßnahme ist anfangs etwas gewöhnungsbedürftig, aber ungemein wirksam und obendrein noch sehr preisgünstig.

Schulterschmerzen

Ursachen nach Calligaris: Psyche

Symptome: Schmerz in Ruhe und/oder in Bewe-
                           gung, Bewegungseinschränkung

Therapievorschlag: Fachmenschen aufsuchen
                           Handelt sich meistens um eine einfa-
                           che Gelenksblockade, sehr selten um
                           eine Schädigung des Knorpels oder der
                           Rotatorenmanschette. Impulsdeh-
                           nung, koreanische Massage, Piezzo
                           rund ums Schultergelenk, Ohraku-
                           punktur mit Searchin Stim, anschlie-
                           ßend Gymnastik

Ursachentherapie nach Ayur Veda: Überprüfung der Chakren 1 - 4

Schwindel

Ursache nach Calligaris: Sexualität, Dissoziation

Symptome: Schwindelgefühl, Orientierungsstörun-
                           gen durch HWS-Blockade, Medika-
                           mentennebenwirkungen, Vergiftungen
                           (z. B. Chinin), Hörsturz

Therapievorschlag: Fachmenschen aufsuchen
                           bei Wirbelblockaden Impulsdehnung,
                           Wärme, Koreanische Massage, Ohra-
                           kupunktur mit Piezzo oder Seachin
                           Stim bei Medikamentennebenwirkun-
                           gen, Vergiftungen oder Hörsturz sofort
                           Arzt aufsuchen.

Ursachentherapie nach Ayur Veda: Überprüfung der Chakren 1 - 4

Spannungskopfschmerz

Ursache nach Calligaris: Sexualität

Symptome: Blockade eines oder mehrerer Halswirbel, dadurch Muskelverspannung, später Verklebung im Nackenbereich, Schmerzen im Hinterkopf und Nackenbereich

Therapievorschlag: Fachmenschen aufsuchen
Impulsdehnung und koreanische Massage, Masturbation, Ohrakupunktur mit Piezzo oder Searchin Stim, Handauflegen zur Aktivierung der Selbstheilungskräfte

Ursachentherapie nach Ayur Veda: Überprüfung der Chakren 1 - 2

Sucht (Alkohol, Medikamente, Drogen, Spiel etc.)

Ursache nach Calligaris: Hass

Symptome: Unkontrolliertes Verhalten, Leben wird nach Sucht ausgerichtet

Therapievorschlag: Fachmenschen aufsuchen
Einsicht der Sucht, Hilfe annehmen

Ursachentherapie nach Ayur Veda: Überprüfung der Chakren 1 - 4

Der Urgrund oder die Wurzel allen Übels

Die Ayurvedische Psychologie

Ich bin viel in der Welt herumgekommen, habe viele Menschen getroffen und etliche Kulturen kennen gelernt. In manchen Landstrichen lebten die Menschen in bitterster Armut, in anderen wiederum im Überfluss. Allerdings gab es eines, was sie alle einte: über die ganze Welt verteilt, war und ist der sexuelle Missbrauch von Kindern das am weitesten verbreitete Verbrechen und der Urgrund allen Übels. Wenn man mal von den winzigen Arealen absieht, in denen noch das Matriarchat gelebt wird, die also von Frauen „regiert" werden, ist die Übergriffsquote in etwa gleich.

Ob in Asien, Afrika oder Europa, im Schnitt werden jedes dritte Mädchen, jeder fünfte Junge sexuell missbraucht. Dieses Verbrechen gegen Kinder ist in allen gesellschaftlichen Schichten etwa gleich stark vertreten. Viele machen mit oder wissen von den Zuständen, aber niemand traut sich, dagegen vorzugehen. Angst und Feigheit sorgen dafür, dass die meisten Taten nicht angezeigt, geschweige denn verfolgt werden.

Wir leben also in einer durch und durch kranken Welt, in einer Borderline-Gesellschaft. Obwohl Familien aktuell nicht betroffen sind, gibt es mit Sicherheit ein Familienmitglied, das Gewalterfahrungen sexueller Natur erleben musste und die Folgen mit in die Familie einfließen lässt.

In der ayurvedischen Psychologie wird davon ausgegangen, dass die Folgen noch bis ins siebte Glied zu spüren sind. Das heißt, selbst wenn nur die Urgroßmutter irgendwann einmal Opfer war, wird auch die Urenkelin noch etwas davon zu spüren bekommen.

Die zweite große Gruppe der Krankheitsgründe ist das Erschweren oder gar Unmöglichmachen der Sexualentfaltung. Homo-, Trans- und Intersexualität, obwohl genetisch bedingt, also angeboren, werden in weiten Teilen der Welt missbilligt oder gar strafrechtlich verfolgt. In einigen Ländern droht sogar die Todesstrafe. Das Nichtausleben der eigenen Sexualität zieht Symptome nach sich, die den Borderline-Störungen sehr ähnlich sind. Ein homosexuelles oder transsexuelles Kind muss schon im Alter von fünf bis sieben Jahren lernen, dass es sich verstellen muss, um anerkannt, um nicht ausgelacht zu werden.

Folgen des sexuellen Kindesmissbrauchs und der nicht ausgelebten Sexualität:

Das Borderline-Syndrom ist der Oberbegriff für eine Vielzahl verschiedener Symptome, die einzeln oder in Vergesellschaftung auftreten können. Eine Betroffene kann also ohne weiteres sowohl unter Panikattacken leiden, als auch gleichzeitig unter Bindungsängsten und Süchten jeglicher Art.

Der Begriff Borderline beschreibt das Gehen an der Kante, auf einem Dachfirst. Das Opfer hat das eine erlebt, darf aber nicht darüber reden, da das Erlebte vom Umfeld in Abrede gestellt wird. Es wird daheim sexuell missbraucht. Es erlebt also die sexuellen Übergriffe. Redet das Opfer darüber, wird ihm erklärt, dass diese Übergriffe nur in seiner Phantasie stattfinden, aber niemals real. Ähnlich geht es einer Transsexuellen. Sie weiß, dass sie ein Mädchen ist, man erklärt ihr aber, dass das nicht stimmt, da sie in einen Jungenkörper hineingeboren wurde.

Diese Diskrepanz sorgt dafür, dass sich die Betroffenen unwohl fühlen, Selbstzweifel aufbauen. Zwei Seiten kämpfen in ihnen und führen im Endeffekt zu psychischen Störungen, die das ganze Leben beeinflussen können.

Marita wurde als Kind vom Vater missbraucht. Die Mutter wusste davon, traute sich aber nicht, einzugreifen. Ihr Ehemann war Studienrat und sie möchte ihre gesellschaftliche Stellung durch eine Anzeige nicht gefährden. Um diese Feigheit vor sich selbst rechtfertigen zu können, schob sie ihrer Tochter die Schuld an den Übergriffen zu und erklärte sie zu ihrer Rivalin.

Dass Marita anfangs unter den Übergriffen des Vaters arg zu leiden hatte, störte sie nicht sehr. Marita hatte ja selbst schuld. Sie war es ja schließlich, die ihrem Mann schöne Augen gemacht hatte. Dieses kleine, vierjährige Biest hatte ihr den Ehemann ausgespannt. Da tat es ihr ganz recht, dass sie nun darunter zu leiden hatte.

Wenn Wut und Hilflosigkeit überhandnahmen, prügelte sie, oft wie von Sinnen, auf das Kind ein, um es zu bestrafen. Niemand hatte das Recht, ihr den Mann wegzunehmen, nicht einmal die eigene Tochter.

Kam der Vater dazu, wenn seine Frau das Mädchen verdrosch, bis Blut floss, schaute er zur Seite und verließ den Raum. Da er wusste, dass seine Übergriffe nicht verborgen geblieben waren, beschützte er aus Angst seine Tochter nicht. Das führte dazu, dass sich Marita immer mehr zu ihrem Vater hingezogen fühlte. Der steckte zwar jede Nacht seinen Penis in ihre winzige Mädchenscheide, schrie aber niemals herum und verprügelte sie auch nicht. Obendrein hatte sie stets seinen Spruch im Kopf.

„Papis, die ihre Töchter wirklich lieben, kuscheln, so oft es geht, mit ihnen."

Marita lebte also gleichzeitig in zwei Welten. In der einen Welt wurde sie missbraucht und verprügelt, in der anderen, zuerst Kindergarten, später Schule, hatte sie das glückliche und strebsame Kind zu spielen.

Als Marita zwölf Jahre alt wurde, setzte zum ersten Mal ihre Periode ein. Plötzlich zog sich ihr Vater von ihr zurück. Plötzlich kam er nicht mehr nachts in ihr Zimmer. Plötzlich wurden ihre gemeinsamen Ausflüge immer seltener. Ihr Vater hatte sogar extra einen Kleinbus gekauft, um immer und überall mit seiner Tochter sexuell verkehren zu können. Nun wurde der Bus verkauft und ein normaler PKW angeschafft.

Marita verstand die Ablehnung nicht. Wieso wurde sie von ihrem Vater plötzlich regelrecht gemieden? Wieso hatte er plötzlich so viel in der Schule zu tun? Wieso wurde jeder Kuss, jede Umarmung plötzlich abgelehnt?

Schon nach kurzer Zeit hatte sie den Grund erkannt. Sie selbst war schuld. Wenn sie sich im Spiegel betrachtete, war ihr klar, dass sie nun nicht mehr begehrenswert war. Sie war unglaublich gewachsen. Sie hatte einen Busen entwickelt und breite Hüften. Welcher anständige Vater wollte sich schon mit einer solchen Missgeburt abgeben?

Von jetzt an aß sie nichts mehr. Sie wollte wieder so aussehen wie früher. Sie wollte keinen Busen. Deshalb wurde der umwickelt. Sie wollte ihre Hüften verbergen und trug deswegen nur noch überlange, weite Pullover. Sie wollte Kind bleiben und auf Papis Schoß sitzen, wie bisher.

Nahrungs- und Flüssigkeitsmangel zeigten bald ihre Folgen. Sie hatte Schwierigkeiten, dem Unterrichtsstoff zu folgen. Immer wieder wurde sie von Schwindelattacken heimgesucht. Sie war im Begriff, eine Magersucht zu entwickeln. Aber, obwohl sie ihr Gewicht fast halbierte, kam Papi nicht zu ihr zurück.

Alsbald gab sie die Nahrungsverweigerung auf, da es ihr sehr schlecht ging. Ein dauernd schwindliges Mädchen konnte schlecht ihren Papi zurückgewinnen. Nun versuchte sie es, auf andere Weise die Aufmerksamkeit ihres Vaters zu gewinnen. Sie strengte sich in der Schule unglaublich an und entwickelte sich obendrein zu einer wahren Sportskanone. Sie mühte sich nun fast rund um die Uhr, konnte allerdings ihren Vater nicht wirklich beeindrucken.

Natürlich lobte er sie hin und wieder, wenn sie mit einer Eins oder einer Turnurkunde nach Hause kam, das alte Verhältnis allerdings nahm er nicht wieder auf. Immer wenn sie allein war, brach sie in Tränen aus. Was konnte sie nun noch veranstalten, um ihren Papi zurückzugewinnen? Wenn positive Aufmerksamkeit nicht erreichbar war, dann vielleicht negative. Daraufhin begann sie zu stehlen. Allerdings machte sie das dermaßen umständlich, dass sie natürlich eines Tages erwischt wurde. Der Ladenbesitzer rief die Polizei und Marita wurde vernommen. Ein Brief wurde nach Haus geschickt, der ein großes Theater nach sich zog. Es war doch wahrlich ein Skandal, dass die Tochter des bekannten und allseits beliebten Studienrates eine Diebin war.

Jetzt bekam sie selbst von ihrem Vater Aufmerksamkeit – allerdings nicht in der Form, die sich ausgemalt hatte. Sie wurde über Tage hinweg gescholten. Zu einer Annäherung kam es nie.

Daraufhin beschloss Marita, sich einen Freund zuzulegen. Obwohl sie, abgesehen von ihrem Vater, eher Frauen bevorzugte, ließ sie sich immer wieder und in immer kürzeren Abständen mit verschiedenen Jungen ein. Diese nahm sie gern mit nach Haus, um sie ihrem Vater vorzustellen. Irgendwann musste der doch mal eifersüchtig werden und zu ihr zurückkehren.

Leider trat das Gegenteil ein. Kurz vor Maritas vierzehnten Geburtstag zog ihr heißgeliebter Papi aus. Er hatte sich eine neue Frau gesucht, die eine kleine Tochter mit in die Beziehung brachte. Marita wäre natürlich gern mitgezogen, aber das lehnte der Vater rigoros ab. Er erklärte ihr mehrmals, dass er keine Lust hätte, sich mit einer vermaledeiten Göre abzugeben, die sie, in seinen Augen, geworden sei.

Marita blieb schwer getroffen zurück und musste fortan allein mit ihrer Mutter auskommen. Die hatte das Verprügeln zwar inzwischen eingestellt, den Psychoterror allerdings nicht. Egal, was Marita tat oder nicht tat, ihre Mutter machte sich über alles lustig.

Hin und wieder durfte sie ihren Vater und dessen neue Familie besuchen. Es war jedes Mal die Hölle. Nun saß nicht mehr sie auf dem Schoß ihres lieben Papis, sondern seine kleine Stieftochter. Und obwohl sie es selbst erlebt hatte, stieg sie in die Fußstapfen ihrer Mutter. Sie wäre niemals auf die Idee gekommen, ihrem Vater irgendeine Schuld zuzuweisen. Nein, diese kleine Göre betörte ihren Vater. Dieses Miststück war schuld daran, dass ihr lieber Papi sie verlassen hatte. Manchmal stieg eine unglaubliche Wut in ihr auf und wäre sie irgendwann einmal mit der Kleinen allein gewesen, sie hätte sie umgebracht.

Jedes Mal, wenn sie vom Vater zurückkam, war sie völlig von der Rolle. Sie entblößte sich dann gern vor Männern, um diese anzulocken. Sie ließ sich häufig mit ihnen ein, nur um einen Penis in sich zu spüren, um der Illusion anheimfallen zu können, ihr Vater würde sie gerade beglücken. Aber immer, wenn sie die Augen aufschlug, war es nicht ihr Vater, der auf ihr lag, der in ihr steckte. Das führte dazu, dass sie den Akt sofort abbrach und den jungen Mann rauswarf.

Wie zuvor in der Kindheit, setzte sie ihr Doppelleben fort. Einerseits wollte sie nach außen hin glänzen und beliebt sein, andererseits wurde sie dauernd von Panikattacken heimgesucht. Diese Panikattacken traten so häufig und heftig auf, dass sie sogar ihr Studium abbrechen musste.

Ihr Vater kümmerte sich nicht wirklich um sie, sondern schob sie schnellstmöglich in eine Klinik ab. Ihm war es wichtig, dass niemand aus seinem Umfeld mitbekam, wie es um seine Tochter stand. Der Schein musste gewahrt bleiben. Jede negative Aufmerksamkeit musste vermieden werden. Nicht, dass noch jemand auf die Idee gekommen wäre, die familiären Verhältnisse zu hinterfragen.

In der Klinik hatte kaum jemand Zeit für Marita. Kaum war mal jemand in ihrer Nähe, mit dem sie über ihr Leben hätte reden können, war derjenige auch schon wieder weg. Interesselosigkeit und Personalmangel aller orten. Anstatt sich mit ihr zu beschäftigen und ihr wirklich Hilfe anzubieten, wurde sie mit Psychopharmaka zugedröhnt.

Manchmal schwebte sie für Stunden glücklich durch die Klinik, schenkte jedem ein herzliches Lächeln und konnte sich über Nichtigkeiten vor Lachen ausschütten. Manchmal war sie zu Tode betrübt, heulte stundenlang in ihrem Zimmer und wähnte sich in der Hölle. Es sollten Wochen vergehen, bis man den richtigen Medikamenten-Cocktail gefunden hatte, der es ihr erlaubte, wenigstens halbwegs wieder am normalen Leben teilzunehmen.

Kaum der Klinik und deren experimentierfreudigen Ärzten entkommen, nahm sie eine Ausbildung zur Bürokauffrau auf. Sie riss sich zusammen. Sie hatte sich fest vorgenommen, ihr Leben jetzt aber auf die Reihe zu kriegen. Da ihr Chef ihr Avancen machte, ließ sie sich mit ihm ein. Endlich hatte sie jemanden an ihrer Seite, mit dem sie angeben konnte. Spätestens jetzt musste doch ihr Vater eifersüchtig werden. Leider passierte nichts dergleichen. Anstatt nun endlich zu ihr zurückzukehren, winkte der nur gelangweilt ab, während er mit seiner Stieftochter turtelte.

Wieder überlegte sie tagelang, wie sie die Aufmerksamkeit ihres Vaters zurückerobern könnte. Und dann kam ihr eine Idee. Vor dem nächsten Zusammentreffen mit ihrem Freund „vergaß" sie die Pille, was tatsächlich zu einer Schwangerschaft führte. Wenn sie nun ihrem Vater ihre kleine Tochter präsentierte, ja dann würde er reumütig und mit fliegenden Fahnen zu ihr zurückkehren.

In ihren lichten Momenten war sie über sich selbst und ihr Vorhaben geschockt. Sollte sie ihrer Tochter das Gleiche zumuten, was ihr selbst widerfahren war? War es das wirklich wert? Sollte sie ihre Tochter wirklich für eine Umarmung, einen Kuss opfern?

Sie war hin und her gerissen. Während auf der einen Seite die Sehnsucht nach ihrem Vater in ihr tobte, sträubte sich auf der anderen Seite ihres Hirns jede Faser dagegen. Obendrein wurde ihr im Laufe der Wochen klar, dass sie einen Ersatztäter gesucht hatte, ihr Freund aber dem noch nicht einmal im Ansatz entsprach. Daraufhin begann sie, ihm dauernd Szenen zu machen und ihn wegen jeder Kleinigkeit zu schelten. Egal, was er auch tat, es war niemals richtig, niemals genug. Sie zerrüttete mit Absicht ihre Beziehung, um vor sich und anderen einen Grund zur Trennung zu schaffen. Endlich allein, ging es ihr auch nicht besser. Nun fehlte ihr der Blitzableiter. Das führte dazu, dass sie die Dosis ihrer Glückspillen Stück für Stück erhöhte. Das wiederum führte dazu, dass sie ihr Leben nicht mehr auf die Reihe bekam. Manchmal zog sie lachend mit ihrer Tochter im Kinderwagen durch die Straßen ihrer Stadt. Manchmal lag sie apathisch in ihrem Bett und schaffte es knapp, ihr Kind zu versorgen.

In dieser Phase erfuhr sie von meiner Existenz und sie reiste fast zweihundert Kilometer an, um mit mir zu sprechen. Obwohl ich ihr gnadenlos den Spiegel vorhielt und ihr immer wieder klarmachte, was sie da gerade veranstaltete, taten ihr die Gespräche gut. Sie zog mit ihrer Tochter in meine Nähe und lebte sichtbar auf. Nach und nach konnte sie ihre Medikamentendosis verringern. Sie nahm wieder am Leben teil, suchte sich eine gutbezahlte Stelle und half in unserem Verein kräftig mit.

Obendrein begann sie damit, ihren Körper zu mögen. Sie zog Kostüme an und trug Pumps und hatte nach und nach gelernt, sich an ihrem Spiegelbild zu erfreuen, anstatt, wie oft zuvor, schreiend wegzulaufen.

Da sich eine Vereinskameradin entschlossen hatte, ihren Täter anzuzeigen, spielte auch Marita mit dieser Idee. Immer wieder fragte ich sie, ob sie sich selbst für stabil genug halten würde, um diesen Schritt mit all seinen Konsequenzen zu gehen. Sie war wild entschlossen und erzählte in großer Runde, was ihr Vater mit ihr veranstaltet hatte. Sie erklärte, sie hätte nun eingesehen, dass es sich bei den Übergriffen nicht um Liebesbezeugungen gehandelt hätte, sondern nur um die Befriedigung eines sexuell gestörten Mannes. Er hätte sie nie wirklich als Person gesehen, sondern nur ihren Körper benutzt.

Sie machte einen Termin bei der Kriminalpolizei in ihrer Heimatstadt aus und bat mich, sie zu begleiten. Während der Fahrt sprachen wir alles der Reihe nach durch. Wann war es zum ersten Mal passiert? Wie ging es weiter? Was hatte ihre Mutter unternommen oder eben gelassen? Wo überall war es zu den Übergriffen gekommen? Wussten, außer ihrer Mutter, noch andere davon? Konnte es sein, dass ihr Vater auch noch andere Mädchen missbraucht hatte oder das sogar noch tat?

Vor Ort machte sie in Gegenwart einer Polizeibeamtin ihre Aussage. Allerdings schien diese Frau nicht wirklich Interesse an Maritas

Geschichte zu haben, da sie immer wieder Abläufe durcheinanderbrachte. Marita war zwischendurch dermaßen genervt, dass sie mehrfach aufstehen und gehen wollte.

Mehrmals teilte uns die Polizistin mit, dass Marita schwerwiegende Beschuldigungen zum Nachteil ihres Vaters ausgestoßen hätte und man müsse ihn selbstverständlich dazu befragen. Schließlich würde ein geachteter Studienrat beschuldigt.

Das Verhalten der Polizistin verfehlte seine Wirkung nicht. Schon auf der Heimfahrt verhielt sich Marita seltsam verschlossen und grüblerisch. Da ich kein Gespräch in Gang setzen konnte, ließ ich sie gewähren.

Ein paar Tage später erhielt sie von der Polizei die Nachricht, die eventuell stattgefundenen Übergriffe seien längst verjährt. Sie sei nicht von ihrem Vater zum Sex gezwungen, sondern von ihrer Mutter verprügelt worden. Das eine hätte mit dem anderen – laut Polizei – nichts zu tun. Da von Seiten des Vaters offensichtlich keine Gewalt ausgegangen sei, seien die Vorfälle nach zehn Jahren nach Vollendung des achtzehnten Lebensjahres des Opfers verjährt. Man hätte daraufhin die Akte geschlossen und den mutmaßlichen Täter nicht informiert.

Obwohl Marita den Kontakt zu ihrem Vater abgebrochen hatte, nachdem sie erkennen musste, was wirklich abgelaufen war, meldete sich ihr Vater kurz nach der Fahrt zur Polizei. Ich nehme an, dass er informiert worden war. Nun plötzlich erklärte er Marita, sie immer geliebt zu haben. Nun plötzlich nahm er sich Zeit für sie und stellte ihr eine Hauserbschaft in Aussicht.

Nach und nach bekam ich mit, dass sie langsam, aber sicher wieder in seine Richtung abkippte. Plötzlich begann sie damit, ihre Tochter zu maltratieren. Plötzlich waren ihre guten schulischen Leistungen nicht gut genug. Von Woche zu Woche verlor ich sie mehr. Sie ging mir aus dem Weg. Sie nahm nicht mehr an Treffen oder Feiern teil. Sie entfernte sich von all ihren neuen Freunden und behauptete sogar, ich hätte weiter nichts im Sinn gehabt, als sie von ihrem lieben

Papi zu trennen. Er hätte sie stets geliebt und das hätte ich, aus welchen Gründen auch immer, dauernd versucht, ihr auszureden.

Ihre Tochter, die ich immer wieder vor ihren Attacken schützen musste, ging uns plötzlich auch aus dem Weg. Marita hatte ihr eingeredet, wir würden sie ihr wegnehmen wollen, um sie in ein Heim zu stecken.

Und dann war sie eines Tages mit Tochter weg. Später erfuhr ich, dass sie in die Nähe ihres Vaters gezogen ist. Ob der ihr wirklich ein Haus vererbt hat, entzieht sich meiner Kenntnis. Zumindest weiß ich sicher, dass sie wieder Psychopharmaka nimmt und ihre alten Klamotten trägt.

Obwohl hoch intelligent, konnte ich ihr die Realität nicht wirklich nahe bringen. Berichteten ihre Vereinskameraden von ihren selbst erlebten Missbräuchen, war sie sofort darauf eingestiegen und eine der ersten, die helfend zur Seite standen. Obwohl die Lebenswege der anderen oft sehr ähnlich verlaufen waren, wie ihr eigener, bemitleidete sie die anderen, ohne auf die Idee zu kommen, dass auch sie selbst betroffen sein könnte. Obwohl sie manchmal von extremen Panikattacken heimgesucht wurde, eine Medikamentensucht, einen Kontrollzwang und eine Helfersyndrom entwickelt hatte, konnte ich ihr nie wirklich klarmachen, dass sie selbst Hilfe brauchte.

Bei anderen erkannte sie die Störungen, die Borderline-Symptome sofort, ohne sie wirklich auf sich selbst zu beziehen. Auch dass sie am Schluss unserer Beziehung ihre Tochter ebenso grausam behandelte, wie sie selbst von ihrer Mutter behandelt worden war, ließ sie nicht gelten. Sie erklärte mir mehrmals, ein Kind müsse geführt werden, brauche eine harte Hand, um sich entwickeln zu können. Jeder Hinweis auf ihre eigene grausam verlaufene Kindheit wurde mit einer wegwerfenden Handbewegung vom Tisch gewischt.

Facetten des Borderline-Syndroms

Die Facetten des Borderline-Syndroms sind äußerst vielfältig. Oft sind verschiedene psychische Störungen vergesellschaftet, treten also gemeinsam auf. Nachfolgend zähle ich einige Beispiele auf, die mir im Laufe der Jahre in der Praxis begegnet sind, um zu verdeutlichen, auf welche Weise sich der Realitätsverlust äußern kann.

Prinzessinnen-Syndrom

Die wohl am häufigsten auftretende psychische Störung ist das Prinzessinnen-Syndrom. Eine Tochter wird noch vor dem dritten Lebensjahr sexuell missbraucht. Haupttäter ist der Vater. Es kann sich aber auch in einigen selteneren Fällen um den Großvater, einen Onkel oder Bruder handeln, wenn der Altersunterschied groß genug ist.

Mutter, Oma, Tante wissen Bescheid, ohne einzugreifen. Manche Frauen unterstützen sogar den Täter, in dem sie das Kind festhalten oder ihm gut zureden. Täter und Mitwisser erklären dem Opfer, Übergriffe seien ganz normal. Jeder liebende Vater würde so etwas mit seiner Tochter tun. Diese Art der Liebe würde in allen Familien praktiziert, nur reden dürfe man nicht darüber.

Im Laufe der Zeit entwickelt sich eine Art Zweierbeziehung zwischen Täter und Opfer, da das Kind irgendwann mitbekommt, dass es sich um ein Geben und Nehmen handelt. Der Vater bekommt Sex, das Opfer eine neue Puppe und Aufmerksamkeit. Die Tochter lernt schnell, dass sie sich nicht anstrengen muss, um etwas zu bekommen. Einmal Bücken reicht völlig aus, um ihr Ziel zu erreichen. Warum soll sie sich in der Schule anstrengen, wozu einen Beruf erlernen? Papi sorgt für alles und räumt alle Hindernisse aus dem Weg.

Das Leben wird für das Opfer erst problematisch, wenn der Täter, aufgrund der einsetzenden Pubertät und deren Folgen, das Interesse verliert, wenn es dem Beuteschema langsam entwächst. Plötzlich funktioniert die Zweierbeziehung nicht mehr. Plötzlich verliert der Täter nicht nur sein Interesse, sondern wendet sich eventuell einer jüngeren Schwester zu. Vielleicht verlässt der Täter sogar die Familie, wenn keine Beute mehr vorhanden ist, um sich eine neue zu suchen, in der erneut seinen kranken Vorstellungen frönen kann.

Das Opfer steht plötzlich und unvorbereitet allein da, muss jetzt für ein neues Fahrrad kämpfen, steht nicht mehr im Mittelpunkt, muss feststellen, dass nun die harte Realität über ihr zusammenschlägt. Sie hat den Täter nicht mehr unter Kontrolle. Sie gibt sich die Schuld und bestraft sich selbst und ihren Körper, der er es wagt, erwachsen zu werden. Sie entwickelt Ideen, wie sie den Täter zurückerobern kann, und scheitert jedes Mal kläglich, da sich der Täter nur noch hin und wieder hinreißen lässt oder gar nicht mehr reagiert.

Sie entwickelt Strategien, die sie ein Leben lang begleiten werden und die immer wieder dafür sorgen, dass es ihr schlecht geht. Obwohl sie sich in der Schule, im Sport anstrengt, ihrem Vater immer wieder neue Freunde präsentiert, um ihn eifersüchtig zu machen, erreicht sie niemals ihr Ziel. Hin und wieder sucht sie sich einen Begleiter, der ihrem Vater, also dem Täter ähnlich ist, um nach einer gewissen Zeit feststellen zu müssen, dass dieser Mensch dem Täter nicht wirklich ähnelt.

Diese Erkenntnis führt dazu, dass der Freund für sein Anderssein bestraft wird. Egal, was er tut, wie viel Geld er verdient, es wird niemals reichen, um das Opfer zufriedenstellen zu können. Die Realitätsferne der eigenen Wahrnehmung sorgt dafür, dass das Opfer der Meinung ist, es sei auf die Welt gekommen, um ernährt, umschwärmt und hofiert zu werden. Sie sieht sich stets als Nabel der Welt und agiert und reagiert entsprechend. Was sie sagt, ist Gesetz. Natürlich ändern sie ihre Gesetze dauernd. Das hat zur Folge, dass sich ihr Freund niemals in Sicherheit wiegen kann. Das Opfer ist unberechenbar und was eben noch unglaublich toll war, ist im nächsten Moment das Letzte.

Wurde noch eben mit dem neuen Lover vor Verwandten und Bekannten angegeben, so wird er im nächsten Moment als totale Fehlentscheidung hingestellt. Es kommt gar nicht so selten vor, dass Männer in der Öffentlichkeit gerügt werden, dass sich das Opfer lustig macht oder sogar zuschlägt, wenn der Freund oder Ehemann nicht ihren Vorstellungen entspricht.

Oft hörte ich folgende Sätze:

„Ach, das Leben ist wirklich Scheiße."

Meine Frage: „Was ist denn Scheiße?"

„Ach, das weiß ich auch nicht."

„Wie hättest du es denn gern?"

„Keine Ahnung. Aber im Moment ist alles Scheiße. So, wie es jetzt ist, gefällt es mir nicht."

Darauf kann klar gefolgert werden, dass eine Zufriedenheit, dass ein glückliches Leben nicht vorstellbar ist. Egal, welches Ziel gerade erreicht wurde, es reicht nie aus, um eine länger anhaltende Glücksphase auszulösen. Freut sich das Opfer anfangs noch über eine neue Puppe, so währt die Freude über das neue Fahrrad nicht mehr so lange. Im Erwachsenenalter müssen die Belohnungen immer schneller aufeinanderfolgen und immer aufwändiger ausfallen. Bekommt das Opfer am Anfang der Beziehung ein Buch geschenkt oder wird zum Essen eingeladen, wird Freude erzeugt. Später reicht noch nicht einmal mehr ein neues Auto aus, um das Opfer zumindest für ein paar Stunden glücklich zu machen. Nicht nur ein Mann hat sich dabei ruiniert, um hinterher feststellen zu müssen, dass jedes Geschenk vergebene Liebesmühe war.

Im Grunde genommen sind Prinzessinnen allein nicht lebensfähig. Sie müssen sich dauernd jemanden suchen, der sie stützt und ernährt, der als Prellbock dient, mit dem man angeben kann, der einen beschenkt und jede Gemeinheit aushält, um dann, nach anfangs längerer Zeit, später in immer kürzeren Abständen ausgemustert zu werden.

Helfersyndrom

Vom Helfersyndrom betroffene Opfer leiden unter extremen Minderwertigkeitskomplexen. Um diese auszugleichen, suchen sie sich Menschen, die ihrer Meinung nach, noch schlechter dran sind, als sie selbst, die sie beherrschen können. Viele dieser Personen werden Krankenschwester, Altenpflegerin, Erzieher oder Lehrerin. In diesen Berufen haben sie es mit Menschen zu tun, die unter ihnen stehen, die von ihrer Fürsorge, ihrem Wissen abhängig sind.

Für Kinder, Alte und Kranke wird sich bis zum Gehtnichtmehr aufgeopfert. Das Opfer macht sich selbst unersetzlich, ohne mitzubekommen, dass es sich dabei völlig aufreibt, kaum zur Ruhe kommt.

Aber wehe, sie wird nicht genug gelobt, ja, dann kann sie auch andere Saiten aufziehen. Dann wird bestraft, abgestraft, gegängelt. Dann wird die alte Frau schon mal über einen längeren Zeitraum in ihren Exkrementen liegengelassen. Dann wird schon mal die Dosis des Schmerzmittels herabgesetzt. Dann rutscht schon mal die Hand aus.

Das Helfen und Heilen steht niemals im Vordergrund, sondern wird zum Nebenprodukt. Dem Opfer sind die Schicksale der Anvertrauten völlig egal. Es interessiert sich nur so lange für diesen Personenkreis, so lange es der eigenen Wichtigkeit dient.

Kontrollzwang

Das Opfer wacht eifersüchtig darüber, dass niemand dem Täter zu nahe kommt. Kleinere Geschwister, die ebenfalls ins Beuteschema des Täters passen könnten, werden gnadenlos malträtiert, vor dem Täter schlechtgemacht und weggeschubst. Viele Opfer legen diese Unart auch im Erwachsenenalter nicht ab. Sie scannen dauernd ihre Umgebung und sehen in jeder Frau eine potenzielle Rivalin.

Im Laufe der Jahre lassen es viele Opfer zu, dass sie vollständig vom eigenen Kontrollzwang kontrolliert werden. Dadurch wird ihre Welt immer enger. Aus Angst, ein Licht nicht gelöscht zu haben, wird am

Ende die Wohnung nicht mehr verlassen. Ihre Welt besteht nur noch aus Bett, Schreibtisch, Fernseher, PC. Die gewohnte Umgebung suggeriert Schutz und man ist ständig in der Nähe der Kochplatten, der Lichtschalter, der Wasserhähne und niemand kommt auf die Idee, die Zeitung, die stets exakt rechtwinklig auf dem Wohnzimmertisch zu liegen hat, zu verschieben.

Zwänge

Beispiel 1: Dorothea betritt humpelnd meine Praxis. Sie trägt Pullover und Jeans und versteckt Gesicht und Hals hinter einem Tuch. Obendrein ist sie ständig bemüht, ihre Hände hinter dem Rücken oder in den Hosentaschen zu verbergen.

Sie schildert mir, dass sie ständig das Gefühl hat, unsauber zu sein. Bei der Sichtprüfung fällt auf, dass ihre Haut am ganzen Körper stark gerötet ist. Hier und da sind frisch verheilte Kratzspuren zu erkennen.

Auf Nachfrage erklärt sie, dass sie sich mindestens zehnmal am Tag von oben bis unten wäscht und dazu harte Bürsten benutzt, um zumindest für ein paar Minuten ein Gefühl der Sauberkeit zu erreichen. Am Wochenende bereitet sie sich mindestens einmal ein Bad bei dem sie Haushaltsreiniger oder Waschpulver benutzt.

Ich bitte sie, mir ihre Lebensgeschichte zu erzählen. Nachdem sie Vertrauen gefasst hat, treten immer mehr Details ihres Lebens, die sie nicht mehr hatte erinnern können, ans Tageslicht. Nach ein paar Monaten tritt die Ursache für ihren Waschzwang an die Oberfläche. Sie wurde von ihrem Vater mehrmals in der Woche sexuell missbraucht. Nachdem sie ihrer Mutter davon erzählt hatte, die ihr nicht glauben wollte, wurde ihr befohlen, sich täglich von oben bis unten zu waschen und Seife zu essen, um ihre vermeintlichen Lügenmärchen von ihr abzuwaschen.

Während der sexuelle Missbrauch nach der Pubertät Stück für Stück in ihrem Gedächtnis verblasste, entwickelte sich der Waschauftrag zum Waschzwang, da sie der Meinung war, aufgrund ihres unsauberen Körpers abgelehnt, nicht geliebt zu werden.

Nach dem Erkennen der Ursache, ließ der Waschzwang nach. Heute kann sie ein glückliches Leben führen, hat eine Ausbildung hinter sich gebracht und eine Familie gegründet.

Beispiel 2: Gertrud bittet mich um Rat, da ihre Hände dauernd entzündet und gerötet sind. Während vieler Gespräche kommt ans Tageslicht, dass sie von ihrem Vater und Großvater sexuell missbraucht worden war. Jedes Mal, wenn es dem Ende zugegangen war, hatte sie sich vor die Männer knien müssen, um sie per Hand zum Höhepunkt zu bringen. Dabei war ihr das Sperma stets über ihre Hände gelaufen. Danach hatte sie stets probiert, diese – in ihren Augen – eklige Substanz loszuwerden.

Auch in diesem Fall hatte die Patientin die eigentlich Ursache vergessen und nur den Waschzwang beibehalten, den sie im Laufe der Zeit ablegte.

Beispiel 3: Kaum hatte Annette meine Praxis zum ersten Mal betreten, vermaß sie die Räume mit den Augen. Sie stand einfach da und betrachtete mehrmals Decke, Fußboden, Fenster, Türen, Regale und Theke. Irgendwann war mir so etwas schon mal begegnet, aber ich kam nicht drauf.

Im Laufe vieler Gespräche fasste sie Vertrauen und erlaubte sich selbst, Erinnerungen, die sie viele Jahre lang verdrängt hatte, hochkommen zu lassen. Dabei kam ans Tageslicht, dass sie von Kindesbeinen an von ihrem Vater sexuell missbraucht worden war. Diese Prozedur fand oft im Keller statt. Sie musste sich dabei über die Kühltruhe beugen und war jedes Mal so schmerzhaft, dass sie sich ablenken musste. Sie zählte die Marmeladengläser über ihrem Kopf, die in einem Regal aufgereiht, standen. Dieses Zählen war ihr in Fleisch und Blut übergegangen und immer, wenn sie einen Raum betrat, zählte sie die Ecken der Decke, der Fenster, der Türen.

Obendrein kam heraus, dass sie drei Schwestern hatte. Und eine dieser Schwestern, Gisela, war auch schon irgendwann einmal bei mir gewesen. Auch die hatte nach dem Betreten der Praxis alle möglichen Ecken gezählt.

Gefallsucht

Clara sucht mich wegen Wirbelsäulenbeschwerden auf. Sie tritt ge-spielt überfreundlich auf, manchmal gar untertänig. Sie himmelt mich an und kommentiert jeden meiner Handgriffe äußerst positiv. Hin und wieder erreichen diese Lobpreisungen eine fast hysterische Lautstärke. Während der Behandlungen führe ich Gespräche mit ihr und erfahre, dass sie Everybodys Darling sein möchte. Auch Patien-tinnen, die im Wartebereich meiner Praxis Platz genommen haben, werden mit Komplimen-ten über ihre Kleidung oder ihr Makeup be-glückt.

Ich stelle sie mehrmals auf die Probe, in dem ich mir innerhalb weniger Sekunden selbst widerspreche. Obwohl meine Ungereimt-heiten sofort auffallen müssten, stimmt sie mir stets zu.

Es dauert ewig, bis sie dahinterkommt, warum sie ein dermaßen untertäniges Leben führt, warum sie keine eigene Meinung entwickelt und ihr Fähnchen ständig nach dem Wind ausrichtet.

Sie wurde als Kind nicht nur vom Vater, von der Mutter, von der Oma und dem Opa sexuell missbraucht, sondern auch ständig wegen teils erfundener Verfehlungen geschlagen, gefesselt oder in den dunk-len Keller gesperrt. Schon im Kleinkindalter hatte sie erkannt, dass unterwürfiges Verhalten hin und wieder kleine Erleichterungen ein-bringen können.

Während sie die sexuellen Handlungen tief in ihrem Inneren ver-steckt hatte, hatte sie ihre Untertänigkeit nie abgelegt. Es dauerte Jahre, bis sie in der Lage war, normal mit den Personen in ihrer Um-gebung zu kommunizieren, ein gesundes Selbstbewusstsein aufzu-bauen und eine eigene Meinung zu vertreten.

Essstörungen

Beispiel 1: Als Margret meine Praxis betrat, war sie total außer Atem, obwohl sie nur hatte ein paar Stufen emporlaufen müssen. Sie wog bei einer Größe von 1,68m fast 150kg. Ihre Knie und ihr gesamter Rücken schmerzten inzwischen dauerhaft und man hatte ihr von mehreren Seiten zu Knie- und Wirbelsäulen-OPs geraten.

Aufgrund ihres starken Übergewichtes (Adipositas) war sie kaum noch in der Lage, sich selbst zu versorgen. An eine geregelte Arbeit war nicht zu denken.

Im Laufe vieler Gespräche kam ans Tageslicht, dass sie bis zu einem Alter von etwa zehn Jahren schlank gewesen war. Sie wurde mindestens einmal in der Woche von ihrem Vater sexuell missbraucht, was sie als schmerzhaft und abstoßend empfunden hatte.

Eines Tages hatte sie mitgehört, wie ihr Vater einem Freund erklärt hatte, dass er auf möglichst dünne „Dinger" stehen würde. Das hatte Margret zu denken gegeben und in ihrem kindlichen Gehirn den Entschluss reifen lassen, durch Gewichtszunahme ihren Vater in Zukunft davon abhalten zu können, sexuell mit ihr zu verkehren.

Auf Grund dieser Erkenntnis hatte sie sofort damit angefangen, Unmengen in sich hineinzuschaufeln. Im Alter von zwölf Jahren hatte sie ihr Gewicht auf gut 80kg gesteigert und ihr Vater hatte immer seltener mit ihr verkehrt. Leider hatte sie später nie den Ausstieg geschafft und, im Gegenteil, durch den Jojo-Effekt nach jeder Diät, erneut zugelegt.

Heute, nachdem ihr die Umstände klargeworden sind, nimmt sie langsam, aber stetig ab. Inzwischen ist sie in der Lage, einer geregelten Arbeit nachzugehen.

Beispiel 2: Melanie klagt über Rückenbeschwerden, als sie mich zum ersten Mal aufsucht. Schon von weitem fällt mir auf, wie extrem schlank diese Frau ist. Nachdem sie sich entkleidet hat, wird klar, dass sie an Anorexia nervosa, also der Magersucht leidet.

Schon während des ersten Gespräches schwärmt sie mir dauernd von ihrem Vater vor. Der weiß alles. Der kann alles und ist sowieso der liebste Mensch der Welt. Obendrein fällt auf, dass sie wie eine Marionette spricht. Sie scheint ausschließlich die Sprache ihres Vaters zu imitieren. Auch der Inhalt ihrer Antworten deutet darauf hin, dass sie keine eigene Meinung entwickelt hat.

Ich spüre bald, dass ich eine Frau vor mir habe, die sich mit dem Täter absolut identifiziert hat. Sie wurde im Alter von etwa vier Jahren zum ersten Mal vom Vater sexuell missbraucht. Nicht nur Vater, sondern auch Mutter hatten ihr immer wieder eingeredet, dass ein Vater, der seine Tochter wirklich liebt, auch mit ihr das Bett teilt. Sie genoss die ganze Aufmerksamkeit ihres Vaters und wurde mit Geschenken überhäuft.

Diese Familienzustände hatten dazu geführt, dass sie z. B. in der Schule nur mitschwamm und, obwohl sehr intelligent, nur mit Müh und Not die Hauptschule besucht hatte. Warum sollte sie sich anstrengen? Ihr lieber Papi regelte doch alles für sie. Sie brauchte nur das Wort Fahrrad zu erwähnen und schon hatte ein nagelneues Gefährt vor der Tür gestanden.

Allerdings hatte sich diese väterliche Zuneigung nach ihrer ersten Periode schnell in Luft aufgelöst. Plötzlich wurde sie von ihm übersehen. Auch Geschenke gab es nun nicht mehr so häufig. Der Täter hatte sein Interesse verloren. Allerdings war Melanie nie auf die Idee gekommen, dass diese Verhaltensänderung am Beuteschema des Täters liegen könnte, sondern gab sich und ihrem Körper die Schuld. Natürlich waren ihr die Veränderungen ihres Körpers nicht entgangen. Daraufhin war sie auf die Idee gekommen, ab jetzt nichts mehr zu essen, um einen Klein-Mädchen-Körper zu behalten.

Innerhalb weniger Wochen hatte sie sich schlank gehungert. Obwohl ihr immer wieder schwindlig zumute war, nahm sie das regelmäßige Essen nicht wieder auf. Als sogar ihre noch kleinen Brüste schrumpften und die eben erst eingesetzte Periode ausblieb, wähnte sie sich dem Erfolg nahe.

Und sie sollte Recht behalten. Hin und wieder ließ sich ihr Vater noch einmal zu einem Verkehr, allerdings jetzt nur noch ausschließlich anal, um eine Schwangerschaft zu vermeiden, überreden. Auch Geschenke wurden wieder gemacht.

Obwohl ich ihr nahelegte, endlich aufzuwachen und der Realität ins Auge zu sehen, ließ sie sich von mir nicht beeinflussen. Sie fühlte sich nach wie vor zu dick. Selbst als ich sie neben meine Frau vor den Spiegel stellte – Melanie 35 kg bei 1,65 m, meine Frau 58 kg bei 1,67 m –, erklärte sie, meine Frau wäre um Klassen schlanker als sie. Daraus wird klar ersichtlich, wie gestört ihre Selbstwahrnehmung ausfällt.

Sie lebt noch heute im elterlichen Haus, kann aufgrund ihrer körperlichen Schwäche keinen Beruf ausüben und geht, wie sie offen zugab, hin und wieder mit ihrem Vater ins Bett.

Beispiel 3: Auch Alexandra war von ihrem Vater missbraucht worden und hatte sich zur Prinzessin entwickelt. Auch sie wollte schlank, kindlich bleiben, um weiterhin die Aufmerksamkeit den Vaters zu erhalten. Allerdings stellte sie das Essen nie ein, sondern schlang hin und wieder alles in sich hinein, um es kurze Zeit später wieder auszukotzen.

Als ich ihr im Laufe vieler Gespräche klarmachen konnte, was sie sich mit ihrer Bulimie antat, begriff sie die Zusammenhänge und überwand nach und nach den Zwang, sich jedes Mal nach dem Essen zu übergeben. Inzwischen hat sie den Kontakt zu ihren Eltern abgebrochen, da während der Erinnerungsgespräche herauskam, dass ihre Mutter ihren Vater beim Missbrauch nicht nur unterstützt hatte, sondern hin und wieder, wenn der Vater nicht daheim war, selbst Hand angelegt hatte.

Bei zwei weiteren, häufig auftretenden Störungen handelt es sich um die Orthorexia nervosa und Aneroxia athletica.

Personen, die unter der Orthorexia nervosa leiden, beschäftigen sich mehrere Stunden am Tag mit angeblich gesunder Ernährung. Nicht nur Kalorien werden gezählt, sondern auch Zusammensetzung und Vitamingehalt der Nahrung ständig überprüft. „Böse" Nahrung wird verschmäht. Bücher und Filme über angeblich gesunde Ernährung werden verschlungen, Seminare von „Ernährungs-Experten" besucht. Abmagerung und/oder Mangelernährung sind die Folgen.

Menschen, die von der Aneroxia athletica heimgesucht werden, versuchen über sportliche Leistungen, oft in Verbindung mit chronischen Überanstrengungen, Kalorien abzubauen und Anerkennung zu ernten. Sehnenabrisse, Ermüdungsbrüche, Dehydrierungen und totale Erschöpfungszustände werden in Kauf genommen. Die bei Dauerbelastung ausgeschütteten körpereigenen Opiate, wie z. B. Endorphine, gaukeln einen Glückszustand vor, der eigentlich nicht wirklich vorhanden ist. Betroffene werden als Endorphin-Junkies bezeichnet, da sie eine Sucht nach diesen körpereigenen Opiaten entwickelt haben.

Für all diese Beispiele gilt: Der Körper muss für die Pubertät und deren Folgen bestraft werden!

Egomanie

Dieters Frau Irene sucht mich auf, weil sie keine Lust mehr hat, mit Dieter weiterhin zusammenzuleben. Sie beschreibt, dass es ihr anfangs sehr gefallen hätte, wie Dieter sich um sie bemüht hatte. Allerdings sei sie im Laufe der Jahre dahintergekommen, dass er sie eigentlich nur geheiratet hatte, um mit ihrer Schönheit anzugeben, wie mit seinem Auto oder dem gemeinsamen Haus, das er nach außen hin immer ausschließlich als seines bezeichnete.

Obendrein erzählte sie, dass er ein sehr inniges Verhältnis zu seiner Mutter unterhalten würde. Immer wieder sei es vorgekommen, dass er nach der Arbeit nicht nach Haus gekommen sei, um bei seiner Mutter zu übernachten. Er hatte diese Frau, die gegen die Ehe gewesen war und nie ein liebes Wort für ihre Schwiegertochter übriggehabt hatte, stets als krank, oft sogar bettlägerig beschrieben, was sie allerdings offensichtlich niemals gewesen war.

Nach zwei gemeinsamen Urlauben mit seiner Frau, war Dieter dann nur noch allein in die Ferien gefahren – angeblich, um Kosten zu sparen. Während er sich auf der einen Seite ein teures Auto oder eine exquisite Stereoanlage gönnte, schimpfte er, wenn sich seine Frau einen zweiten Kaffee im Restaurant bestellte.

Telefonierte er mit seiner Mutter, verließ er stets den Raum, während Irenes Gespräche mit Familie oder Freundinnen immer in seiner Gegenwart stattzufinden hatten.

Vor kurzem hatte sie ihre Nähstube verlassen, um sich in der Küche ein Glas Wasser zu holen. Schon auf der Treppe nach unten hörte sie Dieters Stimme und wunderte sich. Dieter hatte ihr nicht erzählt, dass er heute früher Feierabend machen wollte. Sie blieb auf der Treppe stehen, um zu lauschen. Zuerst dachte sie, er hätte eine Liebschaft, da er immer wieder die Worte „ich liebe dich" wiederholte. Da er den Lautsprecher des Telefons eingeschaltet hatte, erkannte sie, dass er mit seiner Mutter telefonierte.

Immer wieder machten sich die beiden gegenseitig Komplimente. Während er von ihren Brüsten und ihren wiechen Hüften sprach, erzählte sie ihm dauernd, welch guter Junge er doch sei. Am Schluss des Gespräches verabredeten sich die beiden für den morgigen Abend. Da sich Dieter auch nach dem Gespräch nicht aus der Küche rührte, trat sie ein. Er lehnte mit dem Rücken an der Arbeitsplatte. Seine Hose war geöffnet und sein steifer Penis stand hervor. Als er seine Frau bemerkte, versuchte er sofort, seinen Penis in der Hose verschwinden zu lassen, was ihm allerdings aufgrund der Steife nicht sofort gelang.

Als sie ihn nach den eben erlebten Vorfällen befragte, reagierte er wütend und versuchte, sich ihr zu entziehen. Irene allerdings war zu geschockt, um klein beizugeben, und ließ nicht locker. Daraufhin hatte er sie angeschrien und ihr erklärt, dass sie ein Nichts gegen seine Mutter sei und dass er sie nur geheiratet hätte, um seine Mutter eifersüchtig zu machen. Die hätte ihn aufgrund des Nachbarschaftsgeredes rausgeworfen und ihm erklärt, er solle sich endlich eine Frau suchen. Trotzdem würde er immer ihr Liebling bleiben und er könne sie ja regelmäßig besuchen.

Da Dieter sich strikt weigerte, weder mit mir, noch mit einer Eheberaterin zu sprechen, entschloss sich Irene dazu, die Scheidung einzureichen. Dieter war nach dem Vorfall in der Küche zu keinem weiteren Gespräch bereit gewesen.

Offensichtlich war er von seiner Mutter nach der Scheidung seiner Eltern zum Ersatzpartner avanciert und schon während seiner Grundschulzeit mit Aufmerksamkeit, Geschenken und Sex überschüttet worden.

Diogenes-Syndrom

Klaus kam vor vielen Jahren zum ersten Mal in meine Praxis. Er hielt mir eine ärztliche Verordnung entgegen, auf der ich gebeten wurde, Reinigungsbäder vorzunehmen. Ich dachte erst, der Arzt macht sich einen Scherz mit mir. Als ich allerdings den stechenden Geruch wahrnahm, der mir über die Theke hinweg entgegenwehte, nahm ich an, dass er es wohl mit der Verordnung ernstgemeint hatte.

Ich ließ also die Wanne volllaufen und bat Klaus darum, sich zu entkleiden. Während des Ausziehens nahm die Intensität des Gestanks unglaubliche Züge an. Nach wenigen Sekunden stank es in der gesamten Praxis. Bevor ich ihn einsteigen ließ, rührte ich Rosmarinextrakt ins Wasser ein, um den Gestank zumindest ein wenig zu überlagern. Nach zehn Minuten schaute ich nach ihm, um feststellen zu müssen, dass sich eine ölig-schmutzige Schicht auf der Wasseroberfläche gebildet hatte. Nachdem er die Praxis verlassen hatte, hatte ich große Mühe, seinen Dreck aus der Wanne zu bekommen.

Noch am Nachmittag rief ich seinen Arzt an. Der erklärte mir, Klaus würde über Rückenschmerzen klagen. Da er Klaus schon seit vielen Jahren kennen würde, hätte er Mitleid mit meiner Wanne gehabt. Um die Umwälzpumpe nicht zu zerstören, hätte er deshalb erst einmal Reinigungsbäder verordnet.

Als Klaus zu seinem nächsten Reinigungstermin erschien, roch er nicht mehr ganz so streng. Ich bat ihn, zum nächsten Termin saubere Wäsche mitzubringen, weil ich wenig Sinn darin sah, dass er sich gereinigt wieder in seine vor Dreck starrenden Klamotten zwängt. Klaus nickte nur und verschwand im Wannenraum.

Während er sich entkleidete, kam plötzlich meine nächste Patientin auf mich zu und erklärte, sie sei viele Jahre lang die direkte Nachbarin von Klaus und dessen Eltern gewesen. Klaus hätte schon als Kind nichts zu lachen gehabt. Das Gerücht sei umgegangen, sein Vater würde üble Dinge mit ihm treiben. Sie hätte davon nichts bemerkt. Sie hätte nur hin und wieder miterleben müssen, wie der Vater den Sohn verprügelt hätte. Obendrein hätte Klaus hin und wieder unter den Augen des Vaters aus einem Hundenapf essen müssen, angeblich, um Klaus Tischmanieren beibringen zu können.

Als ich die Frau fragte, warum sie nicht eingegriffen hätte, bekam sie einen roten Kopf und erklärte, sie hätte keinen Ärger machen wollen. Ich nenne so etwas schlicht und ergreifend Feigheit.

Nachdem ich von Klaus' Schicksal erfahren hatte, nahm ich mir bei einem seiner nächsten Besuche etwas Zeit und setzte mich neben die Wanne, um ein Gespräch mit ihm zu führen. Auf den Gestank angesprochen, erklärte er, dass er um diesen Mangel in seiner Persönlichkeit wüsste und sich auch deswegen schämen würde. Allerdings hätte er es bisher nicht geschafft, sich zu ändern. Er sei schließlich so aufgewachsen und sein Vater hätte ihm immer wieder eingeredet, er wäre ein Niemand, ein Nichtsnutz, der nur isst und trinkt und dauernd Kleidung zerreißt, ohne etwas dafür zu leisten.

Obwohl ich mehrfach den Anlauf nahm, mit Klaus zu reden, bekam er sein Leben nicht in den Griff. Kaum dass ich ihn nach dem zehnten Bad sauber entlassen hatte, stank er schon wenige Tage später wieder vor sich hin, als ich ihn zufällig beim Krämer traf. Der Verkäuferin erklärte er, dass er stets allein in seiner Wohnung herumsäße und Fernsehen schaute, da ihn niemand besuchen würde. Seine Eltern seien verstorben, hätten aber dafür gesorgt, dass er nichts geerbt hatte. Haus und Hof seien verkauft worden und der Erlös sei an die Kirche geflossen. Als die Verkäuferin ihm erklärte, ihm hätte zumindest ein Pflichtteil zugestanden, hatte er nur abgewunken und erzählt, er würde sich mit solchen Dingen, wie Erbschaft, nicht auskennen. Nun sei es auch egal.

Klaus wurde zwei Jahre später in seiner völlig verdreckten Hinterhofwohnung tot aufgefunden. Nachbarn hatten sich über den Leichengestank empört.

Messi-Syndrom

Beispiel 1: Rebekka stand eines Tages vor der Theke und hielt mir ein Rezept über Fango und Massage entgegen. Obwohl ich ihr mehrere Termine anbot, schüttelte sie stets mit dem Kopf und erklärte, sie sei eine Katzenmutti und müsse sich rund um die Uhr um ihre geliebten Vierbeiner kümmern. Erst wenn ihre Freundin Zeit hätte und Katzensitterin spielen würde, könne sie kommen. Obwohl Rebekka offensichtlich unter starken Schmerzen litt, gingen die Katzen vor.

Während der Behandlungen kamen wir ins Gespräch und sie erzählte mir, dass ihr Vater sie vom fünften bis zum dreizehnten Lebensjahr missbraucht hätte. Danach sei er zu ihrer drei Jahre jüngeren Schwester übergegangen. Ab dem Augenblick sei sie für ihn nur noch Luft gewesen und er hätte sie täglich aufs unflätigste beschimpft. Er hätte ihr ausgeleiertes Loch schon lange satt und würde sich jetzt lieber an die kleine Schwester halten. Die sei noch knackig.

Rebekka war daraufhin in ein tiefes Loch gefallen und hatte alle Schuld bei sich gesucht. Von Minderwertigkeitskomplexen geschüttelt, hatte sie sich eine Aufgabe gesucht, bei der sie Geschöpfe, die sie weit unter sich einordnete, beschützen konnte. Da sie schon als Kind eine Katzenfreundin gewesen war, hatte sie gleich nach dem Auszug aus dem Elternhaus damit begonnen, jede Katze, die ihr begegnete, mit nach Haus zu nehmen. Inzwischen beherbergten sie und ihre Freundin fast zwanzig Katzen in ihrer Drei-Zimmer-Wohnung.

Auch als ich ihr die Zusammenhänge klargemacht hatte, ließ sie nicht davon ab. Nein, Katzen seien wie alte Leute. Im Altenheim, wo sie als Altenpflegerin arbeitete, müsste sie Alte und Kranke versorgen und behüten und zu Haus eben Katzen.

Nach ein paar Monaten erfuhr ich, dass sie aus der Wohnung geklagt worden war und umziehen musste. Kaum in der neuen Wohnung ein paar Dörfer weiter angekommen, zog sie erneut eine private Katzenfarm auf.

Beispiel 2: Norbert erzählte mir während der Behandlungen immer wieder den Inhalt irgendwelcher Fernsehkrimis. Er sei ein Fan und würde jeden Film nicht nur anschauen, sondern gleichzeitig auch auf Video aufnehmen. Inzwischen gäbe es in seinem Haus nur noch Gänge, da sämtliche Räume mit VideoKassetten vollgestellt seien. Er würde inzwischen sogar im Wohnzimmer auf dem Sofa schlafen, da er auch sein Bett vollgepackt hätte. Als er meine Verwunderung mitbekam, erklärte er mir, dass er Angst hätte, die Filme könnten bei den Sendern verlorengehen. Um das zu verhindern, würde er die Kopien anfertigen und lagern.

Als ich ihm klarmachte, dass ein Verlorengehen kaum möglich sei, erwiderte er, ich könne ihm erzählen, was ich wolle, für ihn würde das feststehen.

Eine ehemalige Nachbarin erzählte mir später, Norbert und ihr Sohn seien zusammen zur Schule gegangen. Norbert sei von seinem Vater dauernd traktiert, jede Zerstreuung sei ihm untersagt worden. Norbert hätte z. B. unter dem ständigen Fernsehverbot sehr gelitten. In der Schule hätten sich die Schüler immer wieder über spannende Filme unterhalten und er hatte nichts dazu beitragen können. Seine Mitschüler hatten sich mehrfach über ihn lustig gemacht.

Eines Tages sei sie mit mehreren Kindern ins Schwimmbad gefahren und hatte sich gewundert, dass Norbert sich weigerte, sich zu entkleiden. Daraufhin hatte sie ihm aus Spaß den Pullover hochgezogen und lange rote Striemen auf Norberts Rücken entdeckt. Norbert hätte den Pullover sofort wieder runtergezogen und sei weinend weggerannt. Während die anderen Kinder im Wasser herumgeplanscht hätten, hätte Norbert allein unter einem Baum gesessen. Sie hatte ihm eine Limonade gekauft und sich zu ihm gesetzt. Nachdem sie ihn nach seinem Kummer befragt hatte, war er in Tränen ausgebrochen und hatte erzählt, dass er ständig im Keller sitzen müsse, da sein Vater der Ansicht sei, er wäre ungezogen. Obendrein müsse er sich hin und wieder bücken. Dann würde ihn sein Vater mit der Peitsche schlagen und anschließend von hinten missbrauchen.

Als die geschockte Nachbarin daraufhin den Vater zur Rede stellte, stritt der alles ab und erklärte, sein nichtsnutziger Sohn hätte schon immer eine blühende Phantasie gehabt. Kurz nachdem die Nachbarin mit einer Anzeige gedroht hatte, sei die Familie weggezogen. Was aus Norbert geworden war, wusste sie nicht. Sie war völlig erstaunt, dass sie ihn in meiner Praxis wiedergetroffen hatte.

Obwohl ich Norbert daraufhin erzählte, dass ich mich um Missbrauchsopfer kümmere, biss er nicht an. Irgendwann erklärte er mir, er hätte eine Scheißkindheit gehabt, aber damit abgeschlossen. Er hätte vieles verdrängt und wolle auch nicht mehr daran erinnert werden. Nachdem Norbert relativ jung gestorben war, reichten zwei große Bauschuttcontainer gerade aus, um allein seine gesamten Video-Kassetten abzutransportieren.

Narzismus

Thomas, kaum acht Jahre alt, musste seinen Vater nach dessen Tod ersetzen. Da seine Mutter dauernd geweint hatte, war er ins elterliche Schlafzimmer eingezogen, um seine Mutter zu trösten. Schon nach wenigen Tagen war es zu den ersten Übergriffen durch die Mutter gekommen. Kaum zehn geworden, konnte er seine Mutter zum ersten Mal richtig beglücken. Diese war so hingerissen von ihrem Sohn, dass sie ihm jeden Wunsch erfüllte und ihn ständig für jede Kleinigkeit lobte. Stieß er sich den Fuß an einem Stuhl, schimpfte die Mutter mit dem Stuhl und tröstete den armen Kleinen überschwänglich. Kam er mit einer schlechten Note nach Haus, waren natürlich die Lehrer oder Mitschüler schuld.

Das wiederum führte zu einer völlig irrealen Selbsteinschätzung. Thomas entwickelte gottgleiche Gefühle in Bezug auf sich selbst. Während er glaubte, alles Positive ginge von ihm aus, waren an Negativem automatisch immer andere schuld.

Da ihm seine Mutter im Laufe der Jahre immer unansehnlicher wurde, verließ er sie eines Tages, um sich eine junge, hübsche Frau zu suchen, mit der er ordentlich angeben konnte. Leider bemerkten diese Frauen schnell, wen sie da vor sich hatten und suchten schon nach kurzer Zeit das Weite. Daraufhin handelte er mit sich selbst einen Kompromiss aus. Er suchte ab sofort nicht mehr die Nähe der Schönen, sondern der eher biederen, zurückhaltenden, mit Minderwertigkeitskomplexen behafteten Frauen.

Diese Frauen wurden nicht von Männern belagert. Diese Frauen waren froh, wenn sich jemand für sie interessierte, wenn sie gelobt oder eingeladen wurden. Diese Frauen taugten nicht zum Angeben, aber sie himmelten ihn an, fraßen ihm aus der Hand, machten auch die perversesten Spielchen mit, spielten ihm die große Liebe vor, um ja nicht wieder im Nichts versinken zu müssen.

Er konnte unheimlich nett sein, wenn er ein Ziel verfolgte. Hatte er es allerdings erreicht, schlug die Stimmung schnell um. Auf diese Weise fand er immer wieder Sponsoren, die ihm halfen, seine Träume zu verwirklichen. Dass vieles von dem, was er von sich gab, nicht der Wahrheit entsprach, kam oft erst viel zu spät ans Tageslicht.

Obwohl er eine Spur der Verwüstung hinter sich herzog, war er sich keiner Schuld bewusst. Er ist nach wie vor der Größte, kann alles und findet sich selbst einfach unschlagbar gut.

Eine seiner Ex-Freundinnen erzählte mir einmal, dass es hin und wieder vorkommt, dass er sich minutenlang im Spiegel selbst betrachtet und dabei dauernd lächelt. Obwohl er kein Adonis-Typ ist, findet er seinen Körper unglaublich anziehend und erotisch.

Thomas hat meine Nähe gesucht, aber auch nach vielen Gesprächen nicht eingesehen, dass er einiges in seinem Leben einsehen und ändern muss. Er jammerte mir oft die Ohren voll, dass es schwierig für ihn sei, Freunde zu finden. Stets würden sich die Leute schon nach wenigen Wochen wieder von ihm abwenden. Na ja, er sei eben zu gut für diese Welt und das würden nur wenige einsehen.

Krankheitseinbildung

Dorothea war von ihrer Mutter, ihrer Tante und einer Nachbarin sexuell missbraucht worden. Alle drei Frauen ergötzten sich einmal in der Woche daran, wenn sie Dorothea Messergriffe, Esslöffel oder Besenstiele in Po und Scheide stecken konnten.

Nur wenn sie unter einer Krankheit litt, fanden die Übergriffe nicht statt. Daraus entwickelte sie im Laufe der Jahre eine Art Abwehrmechanismus, den sie nie wieder abstellen konnte. Obwohl die Übergriffe nach ihrer Pubertät eingestellt wurden, litt sie weiterhin an allen möglichen Krankheiten, obwohl die Symptome nur in ihrem Kopf stattfanden.

Nach einer ergebnislosen Odyssee durch Arztpraxen und Krankenhäuser, landete sie vor vielen Jahren bei mir. Schon beim Erstgespräch fiel mir auf, dass irgendetwas nicht stimmen konnte, da sie mir eine Unmenge von Ärzten aufzählte, die sie im Laufe der Jahre aufgesucht hatte, ohne dass zumindest eine Teilbesserung ihrer Symptome dabei herausgekommen wäre.

Als ich sie bat, sich teilweise zu entkleiden, um mir ein Bild von ihrem körperlichen Zustand machen zu können, fielen mir sofort die Narben auf. Sie hatte sich Gebärmutter, Eierstöcke, Brüste, Blinddarm und Mandeln entfernen lassen. Obendrein trug sie schon im Alter von knapp vierzig Jahren eine Zahnersatzprothese. Außerdem wolle sie sich demnächst neue Hüft-, Knie- und Schultergelenke einsetzen lassen.

Viele Ärzte hatten sich an ihr dumm und dämlich verdient. Nicht einer war auf die Idee gekommen, sich wirklich und intensiv mit ihr zu beschäftigen. Ich begleitete sie über zwei Jahre lang. Hin und wieder schien ihr ihre Störung klar zu sein. Dann wiederum kippte sie in ihre altes Verhaltensmuster zurück. Irgendwann musste ich aufgeben, da sie wieder einen neuen Arzt gefunden hatte, der ihr erklärte, all ihre Übel würden von einer defekten Bandscheibe herrühren. Nachdem sie sich dazu entschlossen hatte, sich einer – in meinen Augen völlig sinnlosen – Bandscheiben-OP zu unterziehen, kamen wir überein, die Behandlungen und die Begleitung abzubrechen. Irgendwann las ich in der Zeitung, dass sie, angeblich an Leberkrebs, gestorben sei.

Sexualstörungen

Yvonne suchte mich aufgrund von Rückenbeschwerden auf. Während sie beim ersten Besuch recht ausgeruht wirkte, schleppte sich beim zweiten Mal in die Praxis, als sei sie um dreißig Jahre gealtert. Natürlich befragte ich sie nach ihrem Befinden, aber ihre Antwort fiel nicht wirklich abendfüllend aus.

Erst nach einigen Wochen und etlichen Behandlungsgesprächen taute sie auf. Da ich ihr natürlich irgendwann erzählt hatte, was ich außerhalb der Praxis so treibe, brach sie ihr Schweigen.

Es stellte sich heraus, dass sie ihrem Vater sehr nachtrauerte. Der war ein Jahr vorher am Weihnachtsabend verstorben. Während sie ein eheähnliches Verhältnis zu ihm gehabt hatte, lebte ihr Bruder mit der Mutter zusammen. Während der, inzwischen erwachsen, wie sie auch, von Frau zu Frau hüpfte, keine geregelte Arbeit lange aushielt und, über halb Norddeutschland verteilt, zig Kinder produziert hatte, hatte sie sich nach dem Tod ihres Vaters von Mann zu Mann gehangelt, ohne jemals so etwas wie Glück zu finden.

Ihr Vater war es gewesen, der ihr den ersten Orgasmus beschert hatte. Und dieses Erlebnis hatte sich tief in ihr Gedächtnis eingegraben. Nach dessen Tod hatte sie mehrfach probiert, einen solchen Höhepunkt mit anderen Männern zu erleben, war aber stets gescheitert, wenn sie einsehen musste, dass die anfängliche Ähnlichkeit mit ihrem Vater nur in ihrem Kopf vorhanden war.

Hin und wieder, manchmal mehrmals in der Woche, wurde sie von einer unglaublichen Sehnsucht heimgesucht. Sie war dann dermaßen erotisiert, dass sie den ganzen Tag über masturbierte und manchmal über hundert Orgasmen erlebte. Wenn diese Gefühlswallungen von ihr Besitz ergriffen, reichte jede kleinste Berührung im Schambereich, jedes Foto aus, um sie zur sofortigen Masturbation zu verleiten.

Bemerkenswert war, dass sie nicht bei Männerfotos in Stimmung kam, sondern ausschließlich bei Fotos, auf denen Frauen zu sehen waren. Selbst voll bekleidete Frauen, denen sie auf der Straße begegnete, entkleidete sie in Gedanken und malte sich aus, dass diese Frauen, nur mit BH, Strumpfhaltern, Strümpfen und Pumps bekleidet, es mit ihr im Bett, auf dem Sofa, im Auto oder auf einer Wiese treiben würden.

Nachdem ich ihr klargemacht hatte, dass der Spruch, alle Papis tun das mit ihren Töchtern, wenn sie diese wirklich lieben, nur eine Ausrede, eine Rechtfertigung darstellt, kam sie schwer ins Grübeln. Eines Tages erklärte sie mir, sie hätte viel über sich und ihre Situation nachgedacht und beschlossen, ihr Leben zu ändern.

Daraufhin riet ich ihr, es doch einfach einmal mit einer Frau zu probieren. Immerhin haben, laut einer Studie aus den USA, über 50% aller Frauen homoerotische Neigungen, die sie allerdings aufgrund der allgegenwärtigen Homophobie nur selten ausleben. Nachdem ich ihr erklärt hatte, dass das Lesbischsein genauso angeboren ist, wie z. B. die Haarfarbe, also genetisch bedingt ist, kam sie ein weiteres Mal ins Grübeln.

Ein paar Wochen später stellte ich ihr ein paar Lesben vor, die ich gerade begleitete oder begleitet hatte. Nach und nach fand sie sich in die Lesbengruppe ein. Inzwischen lebt sie mit einer Frau zusammen. Ihr Sexualverhalten hat sich eingependelt. Sowohl die Totalverweigerung, als auch der Zwang einen Dauerorgasmus nach dem anderen erleben zu müssen, hat sich gegeben.

Münchhausen-Syndrom

Christoph erkannte bereits im Alter von sechs Jahren, dass er irgendwie anders war, als die anderen Jungs in seinem Alter. Während seine Freunde gern herumtobten oder Fußball spielten, saß er oft am Rande des Spielplatzes und schaute den Mädchen beim Spielen zu.

Nachdem er eingeschult worden war, sah er stets zu, neben einem Mädchen zu sitzen. Irgendwie fühlte er sich zu Mädchen mächtig hingezogen, ohne dass er es sich erklären konnte. Wenn es zum Kinderkarneval ging, verkleidete er sich stets als Prinzessin oder Krankenschwester. In diesen Kostümen fühlte er sich pudelwohl. Obwohl seine Mutter das gar nicht gut fand und er auch von seinen Freunden, die natürlich als Indianer, Cowboy oder Schornsteinfeger gingen, ausgelacht wurde, ließ er sich nicht beirren. Hin und wieder nahm er bei solchen Gelegenheiten all seinen Mut zusammen und benutzte die Damen-, statt der Herrentoilette. Wenn er sich in einer Kabine eingeschlossen hatte und den Mädchen zuhörte, war er glücklich. Und er fragte sich ständig, warum er nicht auch ein Mädchen sein konnte.

Er litt sehr darunter, konnte aber keinen Ausweg finden. Auch seiner Mutter vertraute er sich nicht an, nachdem sich sein Vater am Mittagstisch einmal über die perversen Transen lustig gemacht hatte. Im Alter von zwölf Jahren nahm er all seinen Mut zusammen und zog BH und Strumpfhose seiner Mutter an. Da er allein im Haus war, schlurfte er glücklich in Mutters Pumps durch die Räume. Er war so mit sich beschäftigt, dass er die Heimkehr der Eltern gar nicht mitbekommen hatte. Seine Mutter machte ein Riesentheater und sein Vater verprügelte ihn so lange, bis seine Mutter eingriff.

Von dem Augenblick an wurde er von seinen Eltern nicht mehr wahrgenommen. Sie sprachen nur noch das Notwendigste mit ihm und ignorierten ihn sonst völlig. Als er eines Tages von einer Bronchitis geplagt wurde, änderte sich das wieder. plötzlich sprach zumindest seine Mutter wieder mit ihm. Plötzlich spürte er, dass eine Krankheit

Aufmerksamkeit auslösen konnte. Von dem Moment an war er ständig krank. Er spielte seine Rolle dermaßen perfekt, dass er es nach kurzer Zeit raushatte, selbst Ärzte hinters Licht zu führen.

Vorgespielte Krankheiten pflasterten nun seinen weiteren Lebensweg. Auch im Erwachsenenalter konnte er nicht davon lassen. Da er sein Wissen über Symptome Stück für Stück erweitert hatte, schaffte er es sogar – und dass als völlig gesunder Mensch – mehrere Krankenhausaufenthalte zu erleben. Es gab keine Untersuchung, die er jemals ausgelassen hätte. Er ließ sich zig Mal röntgen. Ob Magen-, Darm- oder Blasenspiegelung, er machte alles mit, nur um Aufmerksamkeit zu ergattern oder bemitleidet zu werden.

Als ich ihn kennen lernte, litt er angeblich unter starken Hüftschmerzen. Sein Gangbild allerdings sagte etwas anderes aus. Er hatte mir gegenüber einen entscheidenden Fehler gemacht. Er hatte mir einen Schmerzpunkt gezeigt, der niemals durch einen Hüftschaden hätte aktiviert werden können. Bei der einzigen Störung, die ich feststellen konnte, handelte es sich um eine leichte Muskelverspannung im unteren Rückenbereich.

Nach mehreren Gesprächen und nachdem ich ihm erzählt hatte, was ich sonst noch so treibe, erzählte er mir von seiner Sehnsucht, eine Frau zu sein. Ich erklärte ihm die Zusammenhänge und die genetischen Ursachen einer Transsexualität und bot ihm Hilfe an.

Heute heißt Christoph Bettina. Wir haben gemeinsam sämtliche Hürden der Geschlechtsangleichung genommen, haben uns mit Ämtern und Gutachtern herumgeplagt und eine Vornamensänderung durchgesetzt. Obwohl Bettina mehrmals zwischendurch aufgrund der gesellschaftlichen Schwierigkeiten das Handtuch werfen wollte, hat sie durchgehalten. Und obwohl alle Verwandten und Freunde den Kontakt zu ihr abgebrochen haben, lebt sie heute als glückliche Frau mit einer lieben Frau zusammen. Seitdem hat sie das Krankspielen abgelegt.

Münchhausen-Stellvertreter-Syndrom

Margot wurde als Kind missbraucht und erniedrigt. Sie hatte nie die Möglichkeit bekommen, ein gesundes Selbstvertrauen aufzubauen. Um dem Elternhaus so schnell, wie möglich, zu entfliehen, hatte sie sich im Alter von fünfzehn Jahren schwängern lassen. Kaum verheiratet und Mutter geworden, begann sie damit, ihre psychischen Defizite dadurch auszugleichen, dass sie – nach außen hin – die Supermutter vorspiegelte, während sie ihr Kind in Wahrheit vernachlässigte.

Als bei einer Untersuchung festgestellt wurde, dass ihre Tochter einen unterernährten Eindruck hinterließ, wechselte sie sofort den Kinderarzt. Diesem erzählte sie, die Kleine würde nichts essen wollen. Als auch Aufbaukost nichts ausrichten konnte und auch dieser Arzt ins Zweifeln kam, wechselte sie erneut die Praxis.

Obwohl sie sowohl auf der Entbindungsstation, als auch in der Krabbelgruppe ein paar Freundinnen gefunden hatte, hielt sie sich selten gern längere Zeit mit ihrer Tochter in deren Nähe auf. Auch die anderen Frauen gingen stets schnell auf Abstand, da sie nur stundenlang über die angeblichen Krankheiten ihrer Tochter lamentierte.

Obwohl die Sommer warm ausfielen, musste die Kleine ständig Mütze, Schal und Jacke tragen. Darauf angesprochen, erklärte Margot stets, ihr Kind sei dauernd krank. Hin und wieder schmierte sie ihrer Tochter sogar ABC-Salbe ins Gesicht, um rote Flecken und Geschrei auszulösen. Schon hatte sie erneut einen Grund geschaffen, um einen Arzt aufzusuchen. Einige Ärzte fielen auf das böse Spiel herein. Sobald einer Zweifel anmeldete, wurde erneut die Praxis gewechselt.

Nachdem alle Ärzte in der Umgebung abgeklappert worden waren, musste sie sich etwas Neues einfallen lassen, um weiterhin als Supermutter zu gelten. Eines Morgens holte sie sich einen Hammer aus der Garage und schlug, weit ausholend, auf das rechte Bein ihrer Tochter ein. Die gellenden Schreie ihrer Tochter ließen sie nicht zur Besinnung kommen. Stattdessen schlug sie erneut zu. Dann wickelte sie das schreiende und blutende Kind in eine Decke und fuhr mit dem eiligst herbeigerufenen Taxi ins nächste Krankenhaus. Dort erzählte sie dem Arzt, ihre Tochter sei die Treppe heruntergestürzt.

Kaum genesen und wieder daheim, zerschlug Margot ein Trinkglas und stopfte ihrer Tochter die Scherben in den Mund. Wieder Geschrei und Blut überall. Wieder ins Krankenhaus, erneute Notoperation. Da Margot sich gegenüber dem Arzt anders geäußert hatte, als gegenüber einer Schwester, kamen die ersten Zweifel auf. Die Schwester legte das, noch von der Narkose schlafende, Kind in einen Raum, der mit einer Video-Kamera überwacht werden konnte und setzte sich vor den Monitor.

Kaum war die laut weinende Margot von einer Kollegin über das Ende der OP informiert worden, stürzte diese in das Zimmer und setzte sich auf einen Stuhl neben das Bett. Endlich wachte das kleine Mädchen auf. Margot betrachtete ihr Kind mit kalten Augen, da sie sich allein im Raum wähnte. Nach einer Weile zog sie dem Kind die Decke über den Kopf und drückte diese gegen den verbundenen Mund. Sofort sprang die Schwester auf und stürzte ins Zimmer. Sie hatte richtig vermutet. Diese Frau war psychisch krank und litt unter dem Münchhausen-Stellvertreter-Syndrom.

Sie riss die Frau zurück, zog dem Mädchen die Decke vom Gesicht und drückte sofort den Alarmknopf. Nur wenige Augenblicke später erschien eine Kollegin, die Margot nach kurzer Unterweisung aus dem Zimmer schob. Sowohl Schwester, als auch Arzt erstatteten Anzeige und Margot wurde verhaftet. Ihr Freund trennte sich von ihr. Nun sitzt sie seit vielen Jahren in einer geschlossenen Anstalt.

Schlafstörungen

Beispiel: Schon als Kind litt ich unter Schlafstörungen, da ich einerseits das laute Schreien meines Vaters durch sämtliche Türen hörte, wenn er mal wieder sturzbesoffen, seinem vermeintlichen Ärger Luft machte. Andererseits hatte ich stets Angst davon, dass er in mein Zimmer kommen könnte. Da ich mich rund um die Uhr vor seinen Zornesausbrüchen fürchtete, war das natürlich auch nachts so. War ich dann doch einmal eingeschlafen, wurde ich von Albträumen aus dem Schlaf gerissen, in deren Inhalt ich ständig von irgendwem irgendwo verfolgt wurde. Auch von Fallträumen wurde ich regelmäßig wach, die mir vorgaukelten, in eine bodenlose Tiefe zu stürzen.

Erschwerend kam hinzu, dass ich Bettnässer war. War ich aufgrund eines Albtraumes aufgewacht und spürte meine nassen Hosen, musste ich aufstehen, um diese zu wechseln. Obwohl diese Tätigkeiten fast völlig automatisch ausgeführt wurden, sorgten sie immer dafür, dass ich richtig wach wurde.

Noch im Erwachsenenalter litt ich sehr darunter und fand selten wirkliche Ruhe. Klingelte z. B. nachts hin und wieder das Telefon, hob ich spätestens nach dem zweiten Klingeln ab. Das erstaunte meine Gesprächspartner immer wieder, da diese annahmen, ich hätte wach neben dem Telefon gesessen.

Erst nachdem ich mich mit der Psychologie beschäftigt hatte und mir in Indien von meinen beiden Ausbilderinnen die Zusammenhänge klargemacht wurden, besserte sich die Lage langsam, aber stetig. Heute komme ich immerhin auf fünf bis sechs Stunden Schlaf pro Tag.

Weitere Beispiele: Clementine wurde mehrmals in der Woche nachts von ihrem Vater heimgesucht. Die Brutalität des Vorgehens richtete sich stets nach seinem Alkoholpegel. Manchmal kroch er vorsichtig in ihr Bett, um sie in Seitlage von hinten zu nehmen. Manchmal torkelte er ins Zimmer, riss ihr die Decke weg und warf sich einfach auf sie. Das hatte zur Folge, dass sie kaum noch schlief. Dafür schlief sie oft im Unterricht ein. Obendrein wurde sie von Konzentrationsstörungen verfolgt und hatte Mühe, in der Schule mitzukommen.

Silke wurde auf einer Klassenfahrt nachts von zwei neidischen Mitschülerinnen heimgesucht. Sie wurde plötzlich aus dem Schlaf gerissen, weil sich eines der Mädchen auf ihren Bauch gesetzt hatte und ihr die Arme festhielt, während das zweite Mädchen ihr Mund und Nase zuhielt. Erst nachdem Silke ohnmächtig geworden war und sich nicht mehr rührte, ließen die beiden von ihr ab.

Natürlich hatte sie die Mädchen erkannt und erzählte ihrem Lehrer am folgenden Tag von dem Überfall. Da es sich aber um die Lieblingsschülerinnen des Lehrers handelte, wurde ihr nicht geglaubt. Man unterstellte ihr, sich nur wichtigmachen zu wollen, um den beiden Mädchen eins auszuwischen. Nach diesem Ereignis wurde sie ständig von Albträumen verfolgt und fürchtete sich schon vor der nächsten Nacht. Immer wieder träumte sie, die zwei würden zurückkommen, um sie umzubringen. Erst als Erwachsene besserte sich die Lage.

Beate wurde ständig von dem Gefühl verfolgt, sie würde sterben, sobald sie eingeschlafen war. Ihr Vater hatte ihr schon im Kleinkindalter eingeredet, dass Mädchen sterben können, wenn sie ihrem lieben Papi nicht rund um die Uhr zur Verfügung stehen. Nur sein Heilsamen würde sie vor einem raschen Tod beschützen.

Als ich sie kennen lernte, war sie Anfang dreißig und ein Nervenbündel, das Beruhigungspillen schluckte, wie andere Leute Pfefferminzbonbons. Ihre Ärztin verschrieb ihr auf Anruf jedwede Menge. Eine intensive Untersuchung hatte nie stattgefunden. Es dauerte fast zwei Jahre, bevor ich ihr klarmachen konnte, dass man nicht einfach so stirbt und dass die Aussage ihres Vaters nicht zutraf, sondern nur dazu gedient hatte, sie gefügig zu machen.

Minderwertigkeit und Autoaggression

Schon als Kind fühlte ich mich minderwertig, da ich selten gelobt, aber dafür umso häufiger gescholten wurde. Die Nachbarskinder, die Kinder der Verwandtschaft waren in den Augen meiner Eltern stets intelligenter, sportlicher, folgsamer, braver und natürlich wesentlich besser in der Schule. Kam ich mit einer Zwei nach Haus, hätte es auch eine Eins sein können. Kam ich mit einer Eins, hätte es auch eine Eins

Plus sein können. Obendrein gab ich mir die Schuld am Elend in unserem Hause, da mir mein Vater mehr als einmal erklärt hatte, ich sei der Heiratsgrund und ich hätte ihn durch meine Geburt an das Haus, in das er eingeheiratet hatte, gefesselt.

Deshalb lebte ich nicht nur in ständiger Angst vor den Wutanfällen meines Vaters, sondern auch davor, dauernd zu versagen. Ich war eben ein Nichtsnutz, der nur auf Kosten anderer aß und trank und Kleidung verbrauchte. Das führte dazu, dass ich mir nichts zutraute, mich selten wehrte, wenn ich von anderen Kindern angegriffen wurde und auch sonst lieber allein in der Ecke stand, als mitzuspielen. Mit den anderen Kindern konnte ich sowieso nicht mithalten, egal, um was es gerade ging.

Obendrein war ich Bettnässer und Brillenträger. Schon im Vorschulalter fing ich an, mich zu hassen. Um mich zu bestrafen, biss ich mir die Fingernägel ab, bis Blut hervorquoll. Genau so war es richtig. Ich hatte es nicht besser verdient. Versager müssen eben leiden. Diese Art der Selbstbestrafung weitete ich später auf meine Fußnägel aus. Wenn ich anschließend bei jedem Schritt den Schmerz spürte, ging es mir gut. Ich hatte mir meine wohlverdiente Strafe zugefügt.

Es sollte bis ins Erwachsenenalter hinein so weitergehen. Obwohl ich in jungen Jahren schon viel geschafft, erreicht hatte, hatte sich die Autoaggression dermaßen in meinem Lebensablauf eingenistet, dass ich lange mit mir kämpfen musste, um den Automatismus wieder loszuwerden. Erst nach und nach schaffte ich es, mich vor weiteren Selbstverletzungen zu bewahren. Anfangs trat es noch auf, wenn ich in eine brenzlige Situation hineinschlidderte, wenn ich mein Konto überzogen hatte oder einer Beschuldigung ausgesetzt wurde. Ob diese Beschuldigung nun eine Grundlage hatte oder nicht, spielte im ersten Moment keine Rolle. Aus meiner Sicht war ich erst einmal und automatisch schuld.

Wirklich überwunden habe ich diese, mir selbst antrainierte, Eigenart erst nachdem ich meine Ayur-Veda-Ausbildung in Indien begonnen hatte. Lakshmi und Shakti erklärten mir immer wieder und mit einer Engelsgeduld, dass ich nichts für das Elend der Welt konnte, dass jeder Mensch für sich selbst verantwortlich ist, dass ich nicht auf der Welt bin, um die Erwartungshaltung anderer zu erfüllen oder deren, oft selbstgemachte, Last zu tragen.

Es war ein langer Weg, den ich zurücklegen musste, um zu kapieren, dass ich nicht das gesamte Elend der Welt auffangen konnte, dass es nun einmal viele Menschen gab, denen ich locker hätte helfen können, die aber mei-ne Hilfe, aus welchen Gründen auch immer, nicht annehmen wollten.

Ich dachte häufig bei mir: das ist doch logisch, das müssen die doch verstehen. Ich musste lernen, dass sie das eben nicht müssen, dass ich mich klar abgrenzen musste. Jeder hat das Recht, nein zu sagen, weiter zu leiden, sich selbst ins Unglück zu stürzen.

Im Laufe der Jahrzehnte sind mir tausende von, selbst gedacht, minderwertigen Menschen begegnet. Ob es nun Prinzessinnen waren, die sich selbst die Schuld am Verlust der Vaterliebe gaben oder Männer, die als Kind die Defizite ihrer Eltern aufholen sollten und das natürlich nie schafften, alle kämpften mit der Angst, nicht gut, nicht schnell, nicht genau genug zu sein.

Während die Frauen sich eher selbst verletzten, in denen sie sich die Fingernägel abbissen, brennende Zigaretten auf die Haut drückten oder sich mit Rasierklingen oder Messern Schnitte zufügten, manche sich sogar einen brutalen Mann suchten und den solange ärgerten, bis er zuschlug, sich für die Familie bis zur Erschöpfung aufrieben oder sich beim Sport ihre Gesundheit ruinierten, litten die Männer eher unter Versagensängsten.

Irgendwann musste der Vater doch bemerken, dass der Sohn kein Versager war. Manche strampelten sich dermaßen ab, dass sie irgendwann zusammenbrachen. Selbst die leitende Position, das eigene Haus und der Mercedes davor hatten nicht ausgereicht, um endlich geliebt zu werden.

Ich kenne das von meinen Eltern. Ich leitete als Zwanzigjähriger die Physikalische Abteilung eines Kneipp-Sanatoriums, war mit zweiundzwanzig stellvertretender Chef einer großen Praxis und mit vierundzwanzig selbstständig. Ich reiste in der halben Welt herum, um mich fortzubilden und sammelte Zertifikate wie andere Briefmarken. Ich konnte Patienten nicht nur aus Deutschland, sondern sogar aus dem Ausland in meiner Praxis begrüßen. Ich schrieb Bücher, die verkauft, drehte Dokumentationen, die gesendet wurden. Ich trat in großen Hallen auf und konnte diese sogar füllen. Ich erhielt zwei Buchpreise und lernte etliche Prominente kennen. Anstatt mich nun endlich zu lieben, anstatt nun endlich stolz auf mich zu sein, wurde alles, was ich tat, mit einer wegwerfenden Handbewegung vom Tisch gewischt.

Als ich das endlich begriffen hatte, stieg ich aus und beendete die Beziehung zu meinen Eltern, meiner Verwandtschaft, zu meinen vermeintlichen Freunden. Ich hätte Bundeskanzler, Bundespräsident oder sogar Gott selbst werden können, es hätte nicht gereicht. Also, lieber ein Ende mit Schrecken, als ein Schrecken ohne Ende.

Heute ist mir völlig klar, dass, hätte ich diesen Schritt nicht gewagt, mir das glücklich werden hätte abschminken können. Erst im Nachhinein erkannte ich, wie viel Zeit, Geld und Energie ich in dieses geliebt werden, in dieses gelobt werden wollen investiert habe. Nach und nach war mir klargeworden, dass viel Neid im Spiel war. Ja, meine Eltern hatten ihr eigenes Versagen durch meinen Aufstieg kaschieren wollen, um dann, als der wirklich stattgefunden hatte, neidisch zu sein.

Obwohl ich diese, meine Erkenntnisse natürlich immer wieder weitergegeben habe, sprangen leider nicht sehr viele Betroffene auf den Zug auf. Manche gaben die Hoffnung auf Anerkennung nie auf, selbst als der Vater, die Mutter längst verstorben war.

Ich kann mich noch gut an Irmtraut erinnern. Die erzählte mir, ihr Auto sei nun fünfzehn Jahre alt und würde nach und nach den Geist aufgeben. Sie hätte mehrfach mit ihrem Vater gesprochen und der hätte ihr erzählt, für seine Tochter und für Frauen überhaupt, würde ein Kleinwagen einer bestimmten Marke völlig ausreichen. Obwohl ich ihr erklärte, dass sie sich doch einmal etwas gönnen solle, kaufte sie sich den Kleinwagen in der einfachsten Ausstattung. Was Papa sagt, stimmt, selbst wenn der schon zehn Jahre tot ist, wie in diesem Fall.

Alkohol-, Drogen-, Spiel-, Sport-, Medikamentensucht, Kleptomanie, Sissi-Syndrom und sonstige Nachwehen

Auf den vorangegangenen Seiten habe ich Ihnen die eine oder andere Nachwehe aufgezählt, um klarzumachen, dass jeder, der als Kind sexuell missbraucht wurde, der seine Homo- und Transsexualität nicht ausleben durfte, eine mehr oder weniger stark ausgeprägte psychische Beeinträchtigung mit sich herumschleppt.

Ob ich ich nun übermäßig viel Alkohol konsumiere, Drogen nehme oder mich von Medikamenten abhängig mache, stets ist es ein Ausdruck von Selbsthass, der die Leber auf Dauer schädigt und dadurch den Hass noch verstärkt. Ob ich mein letztes Hemd verspiele oder mir beim Sport den Körper ruiniere, ob ich einem imaginären Schönheitsideal, wie z. B. beim Sissi-Syndrom hinterher hechele oder stehle, wie ein Rabe, stets werden Endorphine, also körpereigene Glücksstoffe ausgeschüttet. Das Belohnungssystem des Körpers springt an, um die nicht erfolgten Belohnungen von außen zu kaschieren.

Viele Personen, die mich um Hilfe baten, hatten in ihrer Vergangenheit teils mehrere Psychologen aufgesucht, ohne jemals über die Zusammenhänge aufgeklärt worden zu sein. Selbst wenn die Betroffenen von sich aus als Grund für ihre psychischen Störungen den sexuellen Kindesmissbrauch in den Raum stellten, wurde das von den Therapeuten meistens abgewimmelt.

Stress mit der Schwester, ein ständig alkoholisierter Vater, eine hysterische Mutter, ein uneinsichtiger Lehrer, der Tod eines Elternteils, all diese Geschehnisse wurden gern als Grund herangezogen. Sexueller Missbrauch, der in meinen Augen 90% der psychischen Störungen auslöst, darf und durfte es nicht sein. Nach meinem Dafürhalten sollte jeder Psychologe, Psychotherapeut oder Psychiater, der mit Patienten arbeiten will, zuvor überprüft werden. Jemand, der seinen eigenen Missbrauch nicht aufgearbeitet hat, der als Prinz oder Prinzessin sogar noch den Täter schützt, der seine eigene Homo- oder Transsexualität nicht auslebt, sollte von jedem Betroffenen ferngehalten werden, da er mehr Schaden anrichtet, als Nutzen hervorzubringen.

Persönlichkeitsspaltung

Schizophrenie

Multiple Persönlichkeit

Melanie wurde schon als Kleinkind vom Vater sexuell missbraucht und von der Mutter bis aufs Blut verprügelt. Die Schmerzen, die ihr zugefügt wurden, und die Hilflosigkeit, die sie rund um die Uhr empfand, führten dazu, dass sie damit anfing, in zwei Welten gleichzeitig zu leben. Auf der einen Seite war sie das liebe Nachbarskind, das mit ihren Freundinnen spielte, auf der anderen Seite das Objekt von Begierde und Aggression. Die Übergriffe im Elternhaus nahmen dermaßen schlimme Ausmaße an, dass sie diese Erlebnisse in einem gesonderten Areal im Gehirn abspeicherte. Nur so war es ihr möglich, ein nach außen hin normales Leben zu führen.

Schon kurz nach der Einschulung wurde sie von einem Lehrer und ein Jahr später von einem älteren Mitschüler sexuell belästigt. Da sie festgestellt hatte, dass sie über Übergriffe solcher Art lieber schweigt, speicherte sie diese Erlebnisse in einem weiteren Areal ab.

Im Laufe der Zeit manifestierten sich in ihr drei verschiedene Persönlichkeiten, die irgendwann anfingen, miteinander zu kommunizieren. Ihre drei Ichs redeten miteinander.

Diese Art der Persönlichkeitsspaltung wird von rituell agierenden Tätergruppen gezielt herbeigeführt, da um jeden Preis verhindert werden muss, dass ein Opfer glaubwürdig erscheint. Opfer werden gern als „durchgeknallt" hingestellt und nicht wirklich tiefenpsychologisch untersucht. Ein dermaßen geschädigtes Opfer wird es kaum schaffen, vor Gericht Glauben zu finden, da eine exakte Analyse nicht wirklich gewünscht wird.

Opfer werden also gezielt psychisch destabilisiert, um die Täter zu schützen.

Nach dem Ende der Übergriffe im Teenager-Alter durchlebte Melanie eine fast normale Jugend. Durch Schule, Ausbildung und erster Liebe wurde sie so sehr abgelenkt, dass ihre zwei Leidensichs immer mehr in den Hintergrund traten und später nicht mehr erinnert werden konnten.

Erst während der Geburt ihres ersten Kindes, setzten erste Erinnerungen ein, die allerdings als normale Wochenbettdepression gewertet wurden.

Obwohl seitdem von Albträumen gequält und von immer deutlicher werdenden Erinnerungsfetzen irritiert, versuchte sie jahrelang alles zu verdrängen. Erst nachdem sie sich, von Angstattacken verfolgt, kaum noch aus dem Haus traute, suchte sie sich psychologische Hilfe. Allerdings versuchten mehrere Psychologen ihre Erinnerungen kleinzureden. Was nicht sei darf, das nicht sein kann.

Erst nachdem sie Vertrauen zu uns aufgebaut hatte, eine Freundin hatte ihr den Tipp gegeben, und erkannte, dass sie nicht das einzige Opfer solcher Übergriffe auf der Welt war, ließ sie Stück für Stück ihre Erinnerungen hochkommen. Heute, nachdem sie sich alles von der Seele geschrieben hat, kann sie ein einigermaßen normales Leben führen.

Posttraumatische Belastungsstörung

Bis zu ihrem sechzehnten Lebensjahr war Emmi ein lustiges Mädchen. Sie war eine gute Schülerin, engagierte sich im BDM (NS-Jugendorganisation Bund deutscher Mädel), badete gern und oft in der Ostsee in der Nähe von Danzig und wurde von ihrer Familie gefördert.

Kurz vor dem Zusammenbruch des Dritten Reiches drangen russische Soldaten in ihr Elternhaus ein, erschossen den Großvater und vergewaltigten sie, ihre zwei Schwestern, ihre Mutter und ihre Großmutter. Sowohl sie, als auch ihre Schwestern wurden von den Soldaten in ein Armee-Bordell verschleppt und pausenlos vergewaltigt. Während ihre Schwestern dadurch zu Tode kamen, überlebte sie schwerverletzt und wurde von einer russischen Ärztin wieder ins Leben zurückgeholt.

Obwohl sich ihr Körper langsam erholte, kam sie psychisch nie wieder auf die Beine. Im Laufe ihres Lebens verbrachte sie viel Zeit in psychiatrischen Kliniken oder in Heimen, da sie nicht mehr imstande war, ihr Leben selbst zu organisieren. Ihre einstige Lebensfreude war dahin, da sie sich vor allem und jedem zu Tode fürchtete. Sie konnte schwer Vertrauen fassen und vermutete hinter jeder Begegnung mit einem anderen Menschen eine kurz bevorstehende Vergewaltigung.

Erst im Alter von über siebzig Jahren fasste sie neuen Lebensmut, da ihr bisher niemand wirklich zugehört, geschweige denn geglaubt hatte. Alle Psychiater hatten ihre Berichte über die Massenvergewaltigungen als reine Phantasie abgetan und ihr unterstellt, sich wichtigmachen zu wollen, da man nach dem Krieg lieber über all die unschönen Begebenheiten den Mantel des Schweigens hängen wollte. Der DDR-Führung war nicht daran gelegen, den großen Bruder aus dem Osten zu diskreditieren.

Persönlichkeitszerstörung, Funktionsmenschen

Paulas Eltern kamen bei einem Bombenangriff kurz vor Ende des zweiten Weltkrieges ums Leben. Sie landete in einem Mädchenheim, das von katholischen Schwestern geführt wurde. Paula und die anderen Mädchen waren diesen barmherzigen Damen auf Gedeih und Verderb ausgeliefert.

Prügelorgien und sexuelle Übergriffe wechselten sich mehrmals täglich ab. Schulunterricht fand nur selten statt, da auch schon die kleinsten Mädchen schwere Arbeiten im Garten oder der hauseigenen Wäscherei zu leisten hatten. Wagte es ein Mädchen eine Nonne auch nur anzusehen oder schaffte es ein Mädchen nicht, die ihr aufgetragene Arbeit in kürzester Zeit zu erledigen, wurde es in ein dunkles Kellerloch gesperrt, in dem es weder stehen, noch liegen konnte. Wurden die Mädchen nach mehreren Tagen ohne Wasser und Nahrung wieder freigelassen, mussten sie regelmäßig auf der Krankenstation aufgepeppelt werden. Kaum waren die Bestraften in der Lage wieder eigenständig zu stehen und zu gehen, ging es mit der Arbeit sofort weiter.

Nach dem dritten Kerkeraufenthalt war Paulas Psyche ein für alle Mal zerstört. Sie funktionierte nur noch, sprach nicht mehr, ließ jede sexuelle Handlung, jede Prügelorgie klaglos über sich ergehen. Sie war nicht mehr in der Lage, Darm und Blase zu kontrollieren und wurde daher zu einem Arzt überwiesen, der dem Heim sehr verbunden war.

Dieser Arzt überstellte sie in eine Irrenanstalt, in der verschiedene Psychopharmaka an ihr ausprobiert wurden. Obendrein wurde sie mit Elektroschocks traktiert. Im Alter von dreiundzwanzig Jahren fiel sie während eines Spaziergangs im Innenhof einfach um. Als Todesursache wurde Herzversagen diagnostiziert und der Aktendeckel für immer geschlossen.

174

Epilog

Ich hoffe, dass ich Ihnen Ayur Veda, Calligaris & Co ein wenig näher bringen konnte. Vielleicht ist es für den einen oder anderen Leser nicht gleich durchschaubar. Aus eigener Erfahrung weiß ich aber, dass es gar nicht so schwer ist, es zu verstehen. Nehmen Sie sich Zeit und verlieren sie nicht gleich die Geduld. Rom ist auch nicht an einem Tag erbaut worden.

Auch ich habe Jahre gebraucht, um den Hintergrund, die Verknüpfungen, die Anwendungen und das Leben zu verstehen.

Zum guten Schluss möchte ich noch darauf hinweisen, dass dieses Buch nicht den Anschein erwecken soll, dass Calligaris, Impulsdehnung oder die Koreanische Massage Allheilmittel seien. Die Schulmedizin kann und soll nicht verdrängt oder ersetzt werden. Denn wenn es z. B. nach einem Autounfall um Leben und Tod geht oder Ihr Blinddarm geplatzt ist, kann nur die Schulmedizin schnelle Hilfe leisten. Ayur Veda & Co können ihnen helfen, Störungen und Erkrankungen zu vermeiden.

Als ich vor vielen Jahren zum ersten Mal von Calligaris und Ayur Veda hörte, konnte ich mir nicht vorstellen, dass so etwas helfen kann. Ich war genauso skeptisch, wie Sie es jetzt sicherlich sind.

Ich habe Zeiten des Zweifelns und des Umkehrenwollens erlebt. Kann ich den Chakren, meiner Intuition trauen? Was erwartet mich, wenn ich mich darauf einlasse? Fragen über Fragen gingen mir durch den Kopf. Aber ich habe mich darauf eingelassen, habe mich ein für alle Mal entschieden, habe für mich beschlossen, durch die Chakren zu gehen und viel dabei gelernt – über mich gelernt. Vielleicht ist es ja auch Ihr Weg zu einem gesunden, langen und glücklichen Leben.

Das größte Hemmnis auf dem Weg zum individuellen Glück ist die häusliche Gewohnheit, in die man hineingeboren wird. Nur wer die überwindet, hinter sich lässt, hat eine Chance, wirklich glücklich zu werden. Jede/r so, wie sie/er mag.

Die Frau, die in meine Fußstapfen treten will, sich nicht scheut, sich selbst gegenüberzutreten, sich selbst zu erkennen, ehrlich helfen will, ohne dabei auf Geld und Ruhm zu achten, lernwillig ist und Durchhaltevermögen mitbringt, kann sich gern an mich wenden.

www.vanherste.de

Hans Georg van Herste

Widmung und Danksagung

Dieses Buch möchte ich meiner lieben Frau Anusha widmen, die mich auf vielen Reisen durch Dick und Dünn begleitet hat. Die vor Staub, Elend und Hitze nicht zurückschreckte, um an meiner Seite zu sein, um Einblicke in eine Welt zu erhaschen, die den meisten Menschen verwährt bleiben, und die mich niemals im Stich gelassen hat.

Außerdem möchte ich noch die Menschen erwähnen, die mich unterstützt und/oder begleitet haben, ohne die manche Reise, manche Erkenntnis nicht stattgefunden hätte.

Chitra, Narayana, Shiva, Prema, Rathika, Bavani, Girija, Akila, Meera, Mangai, Maria, Yasoda uvm

Ich denke an Euch und werde Euch nie vergessen. Wir haben z. B. in Indien extremes Leid erlebt, aber auch viel gelacht und durch unsere Initiative vielen armen Menschen helfen können. Manchmal hilft schon ein freundliches Wort, ein freundlicher Blick, um Menschen glücklicher zu machen. Dann schmeckt die Schüssel Reis noch mal so gut.

Natürlich möchte ich die guten Frauen nicht vergessen, die mir ihr immenses Wissen zur Verfügung stellten. Ich erinnere mich noch genau an die kichernden Masseurinnen in Südkorea, die mich fast zu Tode massiert hätten, und die dunkelhäutige Hebamme in Namibia, die mir Einblicke ermöglichte, die ich ohne ihre Hilfe nie bekommen hätte.

Natürlich würde ich Lakshmi und Shakti nie unerwähnt lassen. Lakshmi durfte ich leider nur während meiner ersten Indienreise begleiten, da sie kurz nach meiner Abreise verstarb. Sie hat mir in sehr kurzer Zeit die Grundregeln des Ayur Veda eingebläut und ist nicht davor zurückgeschreckt, mir, als unwissendem Europäer, oft und heftig die Leviten zu lesen.

Shakti hat meine nicht immer leichte Ausbildung weiter geführt, mich nachts in dunkle Tempel entführt, mir gezeigt, wie einfach es ist, Menschen glücklich zu machen, und ist mit mir viel unterwegs gewesen, um mir die Vorteile des Matriarchats vor Augen zu führen. Auch Shakti weilt leider schon viele Jahre nicht mehr unter uns.

Diese beiden weisen Frauen haben mir Welten eröffnet und mich Zusammenhänge und Ursachen erkennen lassen, die ich sonst niemals erlebt hätte. Ich werde Lakshmi und Shakti immer in meinem Herzen tragen und weiß genau, dass wir uns eines Tages wieder begegnen werden.

Lakshmi:

„Der größte Fehler aller Zeiten, den wir Frauen begangen haben ist, dass wir den Wandel vom Matriarchat zum Patriarchat zugelassen haben. Erst durch die Machtübernahme der Männer und unser tatenloses Zusehen ist eine Welt entstanden, die völlig krank ist, in der das Kranke als normal angesehen wird.

Die freundlichen Göttinnen wurden durch unfreundliche, kriegerische, rachelustige und teilweise bösartige Götter abgelöst. Plötzlich zählten nicht mehr Freiheit und Friede, sondern brutale Eroberungen und Unterdrückung. Heute werden Männer, die ganze Völker abschlachteten, als „die Großen" bezeichnet. Diese kranken Männer nahmen niemals Rücksicht auf ein Volk, auf Männer und Frauen. Ihr eigener Ruhm, ihre Macht standen allein im Vordergrund.

Und ich sehe nicht, dass sich das verändert hätte. Gibt es heute weniger Kriege um Macht, Geld und Ruhm als früher? Haben die Männer aus vergangenem Chaos gelernt? Sind es nicht nach wie vor die Frauen und Kinder, die leiden müssen?

Frauen und Kinder werden auch heute noch als Ware gehandelt, missbraucht, verstümmelt und versklavt. Stirbt ein bekannter Popstar, geht ein Aufschrei um die Welt. Einen solchen würde ich mir wünschen, wenn es um Massenvergewaltigungen, Kindesmissbrauch oder Versklavung geht.

Um ihre Taten zu rechtfertigen, haben sich Männer zu Religions-gemeinschaften und Männerbünden zusammengeschlossen, in denen Frauen nichts zu sagen haben. Diese Gemeinschaften bestimmen über das Leben der Frau, kontrollieren durch Worte oder Taten die Sexualität und wachen eifersüchtig darüber, dass ihre Macht erhalten bleibt.

Mädchen und Frauen sind nach wie vor Eigentum des Vaters oder Ehemannes. Sie müssen sich verhüllen, um anderen Männern keinen Blick zu gönnen. Die Scham wurde erfunden, um das zu unterstützen. Der nackte weibliche Körper war plötzlich obszön. Dass die Verhüllung gerade der Yoni zu erheblichen Erkrankungen führen kann, wird in Kauf genommen, dass das nicht Ausleben der eigenen Sexualität Störungen auslösen kann, ebenfalls.

Homo- und Transsexualität werden als unmoralisch eingestuft. Lesbische Frauen fehlen auf dem Heiratsmarkt der Männer. Sie sehen ihre Auswahl eingeschränkt. Transsexuelle sind entweder Geschlechtsverräter oder Möchtegernmänner, die ein richtiger Mann nicht ernst nehmen sollte.

Dass diese Neigungen angeboren und von der Natur gewollt – sonst gäbe es sie nicht – und auch im Tierreich weit verbreitet sind, spielt keine Rolle.

Ein Elefantenkalb hat eine gute Kinderstube, weil es von mehreren Müttern betreut wird. Es hat eine Mutter und viele Tanten. Diese Tanten verzichten nicht auf eigenen Nachwuchs, um dem Kalb beizustehen, sondern weil sie lesbisch sind. Sie müssen also auf nichts verzichten und können obendrein einem Kalb zur Seite stehen. Was ist daran unmoralisch?

Eine weise Frau sagte einmal: willst du ein Volk kontrollieren, kontrolliere dessen Sexualität. Es funktioniert.

Ich kann nur hoffen, dass sich die Frauen irgendwann ihrer Zwangsunterdrückung bewusst werden, endlich aufstehen und Ver-

antwortung übernehmen und die Welt in ihrem Sinne zum Guten verändern und sich nicht mit winzigen Zugeständnissen abspeisen lassen. Ich hoffe, dass die Zeit kommen wird, in der es wieder Frieden
gibt, und in der Freiheit nicht nur ein Wort ist – auch für uns Frauen.

Die Männer und die Frauen, die den Unterdrückern zuarbeiten,
sollten sich bewusst machen, dass auch sie im Kreislauf von Geburt
und Wiedergeburt gefangen sind und schlechtes Karma niemals verjährt."

Michaela Main und ihre Geschichte

Ich wurde Ende der 1950er Jahre in Norddeutschland geboren und litt schon als Jugendliche unter der einen oder anderen körperlichen Störung. Als Kind war ich Bettnässerin und biss mir die Fingernägel ab. Ich war sehr nervös und lebte in ständiger Angst vor meinem Vater und meiner großen Schwester.

Nach der mittleren Reife wurde ich Köchin. Obwohl mir Mädchen eigentlich immer besser gefallen hatten, tat ich mich hin und wieder mit Jungs zusammen, weil sich das so gehörte, weil ich nicht außen vor sein, nicht allein herumhocken wollte. Während sich das Bettnässen irgendwann von allein gab, musste ich das Nägelbeißen mit Absicht unterbinden.

Schon in meiner Jugendzeit litt ich unter Hautausschlägen. Kaum ausgelernt, wurde ich von Rücken- und Kopfschmerzen geplagt. Manchmal taten mir die Arme weh. Auch juckender Ausfluss und später sogar eine Harninkontinenz stellten sich ein. Mindestens zweimal im Jahr wurde ich von einer Blasenentzündung geplagt. Obendrein litt ich oft unter schweren Beinen, die, je nach Schwellungsgrad, juckten oder brannten.

Ich suchte daraufhin mehrere Ärzte auf und wurde we-gen meiner Rückenbeschwerden mit Spritzen und Salben behandelt. Während ich nach jeder Spritze wenigstens für ein paar Stunden Ruhe hatte, halfen die Salben überhaupt nicht. Spätestens am nächsten Tag waren alle Beschwerden wieder da.

Während die eine Gynäkologin mir Zäpfchen gegen Ausfluss und Brennen verschrieb, die allerdings nur für ein paar Tage halfen, verschrieb mir der nächste Gynäkologe andere Zäpfchen. Ich probierte Salben und Sitzbäder aus, ohne dass sich wirklich etwas änderte. Jeder Verkehr mit einem Mann wurde zur Tortur und ich versuchte ständig, mir die Männer vom Leib zu halten. Lust verspürte ich kein einziges Mal.

Auch für meine Beine wurden mir Salben verschrieben, die nicht wirklich halfen.

Ein Arzt riet mir zu einer Psychotherapie. Die Therapeutin erzählte mir, ich hätte in der Kindheit Stress mit meiner großen Schwester und mit meinem ständig alkoholisierten Vater gehabt. Das sei die Ursache. Was sollte ich damit anfangen? Ich litt weiter.

Ein Heilpraktiker erklärte mir, ich müsse meine Ernährung umstellen. Daraufhin hungerte ich bei Fastenkuren, kochte stundenlang Reis und versuchte es mit Trennkost. Dann wiederum ließ ich alle tierischen Nahrungsmittel weg oder bestimmte Fette, mied Zucker oder Schokolade. Anstatt besser, ging es mir zusehends schlechter. Manchmal hatte ich nach so einer Kur Mühe, mich zu konzentrieren oder überhaupt zu arbeiten.

Eine Freundin riet mir, mich einmal bei Hans Georg van Herste vorzustellen. Der würde zwar mit etwas ausgefallenen Heilmethoden arbeiten, aber er hätte schon vielen helfen können.

Ich trug seine Telefonnummer bestimmt ein halbes Jahr mit mir herum, ohne ihn zu kontaktieren. Was sollte der schon besser können, als andere. Der kochte doch bestimmt auch nur mit Wasser. Wer weiß, was der mit mir anstellen mochte?

Nachdem ich fast zusammengebrochen war, erinnerte ich mich an den Zettel mit seiner Nummer. Egal, was der eventuell vorschlug, ich konnte ihn ja zumindest mal aufsuchen. Wenn er oder seine Methoden mir nicht gefielen, konnte ich ja einfach wieder gehen.

Ich war abends die letzte in seinem Plan und er nahm sich viel Zeit, um mit mir zu sprechen. Er hörte sich wortlos meine Geschichte an, ohne mich zu unterbrechen. Diese Aufmerksamkeit hatte ich bisher weder von einem Arzt, noch von einem Heilpraktiker bekommen. Meistens hatte man meine Rede nach spätestens zwei Minuten unterbrochen.

Danach erklärte er mir seine Heilmethoden und bat mich, auf einer Behandlungsliege Platz zu nehmen. Nachdem er meinen Rücken von oben bis unten betastet hatte, drehte er hier und drückte dort und bat mich, aufzustehen. Ich stand auf und verstand die Welt nicht mehr. Sämtlichen Rückenbeschwerden, die mich noch eben geplagt hatten, waren verschwunden. Sogar meine unterschwelligen Schulter- und Ellenbogenschmerzen waren wie weggeblasen.

Nachdem ich mehrfach meinen Körper durchbewegt hatte und feststellte, dass die Beschwerden wirklich verschwunden waren, nachdem ich ihn zwei ganze Minuten lang angestaunt hatte, erklärte er mir, dass es leicht sei, körperliche Beschwerden zu lindern, allerdings schwer, diesen Zustand auf Dauer zu halten, da jede körperliche Störung auf einer psychischen basieren würde. Rückenschmerzen würden demnach von einer nicht ausgelebten Sexualität herrühren, Schulterschmerzen von einer gestörten Psyche und Ellenbogenschmerzen von der Angst, etwas zu geben oder zu nehmen.

Während ich ihm auf der einen Seite für die lange nicht mehr erlebte Schmerzfreiheit dankbar war, war ich auf der anderen Seite sehr skeptisch. Was sollte meine psychische Verfassung mit meinen Rücken- oder Kopfschmerzen zu tun haben?

Als nächstes erzählte ich ihm von meinen Unterleibsbeschwerden. Als er mir erklärte, die seien ganz einfach zu heilen, wuchs meine Skepsis noch mehr. Als er meinen ungläubigen Blick erkannte, erzählte er mir, dass die Genitalien jeder Frau durch Milchsäurebakterien geschützt würden. Dieser Schutz würde allerdings ausgehebelt, wenn mein Schoß zu warm würde. Er riet mir, sofort meine Hosen auszuziehen, um diesen Hitzestau zu unterbinden. Dann würden sich Ausfluss, Juckreiz und Blasenbeschwerden sehr schnell von allein geben.

Obendrein erklärte er mir, dass der Schließmuskel der Blase ein Teil der innenliegenden Anteile der Klitoris sei und am besten durch die Kontraktionen, die beim Orgasmus ausgelöst werden, trainiert werden könne. Ich nickte, glaubte ihm aber kein Wort. Allerdings verhielt er sich weder anzüglich, noch belustigt. Er schien das absolut ernst zu meinen und machte nicht den Eindruck, als wolle er mich anbaggern, was mir leider bei nicht nur einem Arzt oder Heilpraktiker passiert war.

Mein Kopf war nun erst einmal voll und ich fuhr nach Haus. Schon während der Fahrt kämpfte ich mit mir. Auf der einen Seite war ich meine Rücken- und Gelenksschmerzen wirklich losgeworden, und das nach so kurzer Behandlungszeit. Auf der anderen Seite zweifelte ich sehr an seinen Aussagen, ich solle meine Hosen ausziehen und masturbieren.

Noch Wochen nach der Behandlung war ich völlig schmerzfrei, was Rücken und Gelenke betraf. Im Sommer erwischte es mich dann wieder einmal fürchterlich. Das Jucken im Intimbereich nahm katastrophale Ausmaße an. Meine Blasenentzündung löste ein Brennen aus, dass mir bei jedem Stuhlgang die Tränen in die Augen trieb und jetzt begann auch noch, mein Po zu jucken.

Obwohl ich mich innerlich immer wieder sträubte, rief ich mir die Worte von Herrn van Herste wieder ins Gedächtnis. Sollte ich wirklich ohne Hose herumlaufen? Wie sollte das gehen? Was würden die Leute sagen, wenn mir mal das Kleid hochwehte oder was würde passieren, wenn ich einen Unfall hätte?

Ich konnte mich noch so wehren, irgendwann, ich konnte inzwischen kaum noch laufen, machte ich einen weiteren Termin bei Herrn van Herste aus. Kaum angekommen, fragte ich ihm Löcher in den Bauch. Er erklärte mir, dass es angebracht sei, leichte Stützstrumpfhosen zu tragen und deren Schritt auszuschneiden. Obendrein riet er mir, keine langen Hosen mehr zu tragen. Die würden nicht nur die Überhitzung fördern, sondern auch die Lymphwege in der Leiste abdrücken. Als ich ihm erzählte, ich würde mir ohne Hose den Unterleib verkühlen, schmunzelte er nur. Darüber solle ich mir keine Sorgen machen. Die Genitalien einer Frau würden dermaßen stark durchblutet, dass mir eher Ohren und Nase abfrieren würden, als eine Schamlippe.

Auf dem Heimweg im Auto ließ ich mir seine Worte noch einmal durch den Kopf gehen und mir fiel ein, dass ich meine Omas und Tanten und auch meine Mutter früher niemals in Hosen gesehen hatte. Alle hatten unter ihren Kleidern und Röcken Torseletts oder BH und Hüfthalter getragen und natürlich Fein- oder Wollstrümpfe. Selbst als die ersten Damenhosen auf den Markt gekommen waren, hatten die sich geweigert, so etwas anzuziehen.

Auch ich war noch in Strumpfhalterhemd und langen Wollstrümpfen eingeschult worden, hatte dann allerdings ab der dritten Klasse Wollstrumpfhosen tragen müssen. Mir fiel ein, dass ich das anfangs gar nicht gemocht hatte und ich mir sogar ein paar Mal in die Strumpfhose gepinkelt hatte, weil ich vergessen hatte, dass ich diese ja jetzt vorher herunterziehen musste.

Mir fiel ein, dass ich furchtbar stolz war, als ich im Alter von neun Jahren zum ersten Mal eine Feinstrumpfhose tragen durfte. Ich hatte wochenlang gequengelt und zur Hochzeit meiner großen Schwester hatte meine Mutter endlich ja gesagt. Danach hatte ich nur noch Feinstrumpfhosen getragen und bemerkt, dass mir das am Unterleib viel mehr zusagte, als das Tragen einer Wollstrumpfhose. Und ich war nicht allein. Alle Mädchen trugen jetzt täglich Feinstrumpfhosen unter ihren Miniröcken, die gar nicht kurz genug sein konnten. In der nahen Stadt liefen sogar welche ganz ohne Rock herum. Nur ein langer Pullover verdeckte gerade einmal den oberen Teil der Strumpfhose.

Als ich zum ersten Mal meine Tage bekam, besorgte mir meine Mutter Binden, die ich in die Strumpfhose legen konnte. Da in jeder Jugendzeitschrift für Tampons geworben wurde, stieg ich sehr bald um. Kurz darauf wurde in sämtlichen Frauen- und Jugendzeitschriften für Slip-Einlagen geworben. Oft lag sogar eine kostenlose Slip-Einlage bei und alle Mädchen probierten diese Dinger aus.

Allerdings habe ich es mehrfach erlebt, dass die Klebestreifen der Slip-Einlagen beim Wechseln den Slip-Teil der Strumpfhose zerstörten. Obendrein wurde jetzt aller orten für Miederhosen geworben.

Diese sollten über der Strumpfhose getragen werden, um das Genital zu verdecken und den Sitz der Strumpfhose zu verbessern. Plötzlich sollte es unmoralisch sein, ohne Miederhose herumzulaufen. Obwohl ich das schon damals nicht wirklich einsah, machte ich mit. Um weiterhin Slip-Einlagen tragen zu können, ohne die Strumpfhose zu zerstören, gingen viele Mädchen und Frauen, auch ich, dazu über, Slips unter der Strumpfhose zu tragen. Obendrein setzte sich die Damenhose immer mehr durch und obwohl mir Hosen anfangs überhaupt nicht gefielen, trug auch ich welche.

Der durch die Modemacher inszenierte Hosentrend nahm so gewaltige Ausmaße an, dass 1978 zum ersten Mal genauso viele Hosen, wie Kleider und Röcke verkauft wurden. Überall wurde erzählt, Hosen würden die Frau befreien und seien viel bequemer als Röcke oder Kleider. Obwohl ich diese Aussagen arg bezweifelte, machte ich mit.

Je öfter ich Slips unter der Strumpfhose trug oder lange Hosen, desto unangenehmer fühlte sich mein Unterleib an. Hin und wieder wurde ich von einem bräunlichen Ausfluss heimgesucht, der später anfing zu jucken. Jetzt stellte sich auch bald die erste Blasenentzündung ein, ohne dass ich allerdings auf die Idee gekommen wäre, es könnte an den Hosen liegen.

Auch wurde der weibliche Intimbereich immer mehr zur Tabuzone erklärt. Hatten wir noch Ende der 1960er und Anfang der 1970er Jahre unter uns Mädchen offen über Unterleibsprobleme gesprochen, so wurde ich plötzlich dumm angeschaut, wenn ich davon erzählte.

Diese Geschichten gingen mir auf dem Heimweg durch den Kopf und ich nahm mir vor, es einfach einmal auszuprobieren. Da ich nun in einer Stadt wohnte, war es mir ein Leichtes, mich neu einzukleiden. Ich kaufte mir eine Feinstützstrumpfhose und ein Kleid. Damit fuhr ich zu meiner Wohnung, schnitt den Slip-Teil der Strumpfhose unten auf, entkleidete meinen Unterleib und zog die Strumpfhose an. Irgendwie hatte ich sofort das Gefühl, meinem Unterleib, als auch meinen Beinen ginge es schon jetzt etwas besser. Das Freiheitsgefühl war unbeschreiblich schön.

In den ersten Tagen lief ich in der Strumpfhose nur in der Wohnung herum, da ich mich so nicht auf die Straße traute. Da ich aber jedes Mal, wenn ich eine Hose trug, bemerkte, wie sich die Unterleibsbeschwerden wieder einstellten, nahm ich all meinen Mut zusammen und verließ unten offen und im Kleid das Haus. Seitdem trage ich keine Hosen mehr. Meine Unterleibsbeschwerden waren nach wenigen Tagen vollkommen verschwunden. Es bildete sich kein Ausfluss mehr und auch das Jucken hatte schnell nachgelassen. Ich fühlte mich so gut, wie schon seit Ewigkeiten nicht mehr.

Meine Arbeitskolleginnen blickten mich teils hämisch, teils belustigt an.

„Was ist denn mit dir passiert? Hast du nach der Arbeit noch was vor? Willst du Männer anmachen? Findest du dein Kleid nicht viel zu unbequem? Wie kann man nur so weibisch rumlaufen?"

Hin und wieder störte mich diese Sabbelei dermaßen, dass ich am nächsten Tag in Hose zur Arbeit ging. Schon während des Tages bemerkte ich, wie sich wieder Ausfluss bildete. Eines Abends dachte ich ernsthaft über das Problem nach und beschloss, dass mir meine Gesundheit mehr wert war, als die Meinung der anderen Frauen. Von da an ließ ich die Verbalattacken einfach an mir abprallen. Nach ein paar Wochen legte sich die Aufregung und andere lebenswichtige Themen, wie z. B. die neuste Lippenstiftsorte, rückten in den Vordergrund.

Allerdings hatte ich jetzt ein kleines Problem: durch das unten ohne laufen, wurde mein Urin nicht mehr aufgefangen. Meine Inkontinenz war nicht sehr stark ausgeprägt, nur beim Husten oder plötzlichem Heben bahnte sich ein Tröpfchen unkontrolliert seinen Weg nach draußen. Deswegen trank ich morgens nichts mehr, über den

Tag hinweg nur ein wenig, um dann abends völlig verdurstet das Wasser in mich reinzuschütten. Das konnte es nicht sein – zumindest nicht auf Dauer.

Nur mit der Masturbation haderte ich immer noch. Daraufhin suchte ich Herrn van Herste noch einmal auf. Vielleicht konnte er mir ein paar Übungen zeigen, die meine Beckenbodenmuskulatur stärkten. Im Grunde genommen wollte ich damit nur die Masturbation umgehen.

Er erklärte mir, dass der Blasenschließmuskel nur über die Orgasmuskontraktionen trainiert werden könne. Man könne zwar Beckenbodengymnastik machen, aber die würde nur die umliegenden Muskeln beüben, nicht den Schließmuskel selbst. Auch das Anhalten des Urinstrahls würde keine wirkliche Linderung bringen. Als er mich fragte, was ich denn gegen eine Masturbation einzuwenden hätte, schaute ich ihn ratlos an. Ja, warum sträubte ich mich eigentlich so sehr dagegen.

Er riet mir, mir alte Kinderfotos anzuschauen. Immerhin sei ich inzwischen Mitte dreißig und hätte eventuell einiges vergessen. Ich solle mir die Fotos genau anschauen, nicht einfach nur das Album durchblättern. Ich solle mich daran erinnern, wer auf dem Foto zu sehen sei, zu welchem Anlass, also Geburtstag oder Weihnachten, das Foto gemacht worden war, welche Personen noch auf dem Foto zu sehen waren, wer das Foto gemacht hatte und in welchem Verhältnis ich zu den dort abgebildeten Personen stand. Ich sollte mir die Personen noch einmal in mein Gedächtnis rufen und mir die Gefühle dazu klarmachen. Sollte ich beim Anschauen irgendeiner Person ein komisches Gefühl haben, sollte ich mich intensiv mit der beschäftigen.

Obwohl ich nicht ganz verstand, was ich dadurch erreichen sollte, nahm ich mir an einem Sonntagnachmittag Zeit. Ich öffnete das erste Album und schon kamen die ersten Erinnerungen hoch. Ja, stimmt, das war am Strand gewesen und das Foto war in einer Kirche entstanden. Hier stand ich neben einer Kuh und dort wurde ich von meiner großen Schwester mit einer Schiebekarre über den Hof kutschiert.

An einem Foto blieb ich plötzlich hängen. Ich hatte es viele Jahre nicht mehr angeschaut. Früher hatten diese Foto alle lustig gefunden. Jetzt überkam mich ein seltsames Gefühl. Ich stand mit dem Rücken zur Kamera über ein Geländer gelehnt, das zu einer Brücke über einen kleinen Fluss gehörte. Meine Schwester stand neben mir und lachte in die Kamera, während sie schelmisch mein Kleid hochgehoben und somit meinen nackten Po freigelegt hatte.

Plötzlich hatte ich einen irgendwie salzigen Geschmack im Mund. Wo kam jetzt der salzige Geschmack her? Kurz darauf wurde mir ein wenig übel und nur Sekunden später hatte ich ein Bild vor Augen. Ich lag in meinem Bett. Meine Schwester hockte über meinem Gesicht und pinkelte mir direkt in den Mund. Ich versuchte, ihrem Struller auszuweichen, konnte mich aber kaum rühren. Jetzt erinnerte ich mich. Sie hatte meine Beine und Arme an den Bettpfosten mit Strohbändern festgebunden. Konnte das wirklich so gewesen sein? Ich zweifelte an meiner Erinnerung. Nein, das musste ich mir eingebildet haben. Meine Schwester und mich fesseln und in den Mund pinkeln? Niemals. Da war mir wohl die Phantasie durchgegangen.

Nachdem ich mich beruhigt hatte, blätterte ich weiter, ohne allerdings irgendetwas Merkwürdigen zu entdecken. Etwa zwei Wochen später schreckte ich mitten in der Nacht von einem Albtraum hoch. Wieder hatte ich meine Schwester über mir gesehen. Jetzt war es aber wirklich gut! Ich schimpfte mit mir und verbat mir für alle Zeiten solche Gedanken.

Allerdings half das nicht wirklich viel, da mir hin und wieder diese Szene durch den Kopf ging. Da ich nicht weiterwusste, suchte ich Herrn van Herste auf, um ihm davon zu berichten. Er reagierte nicht geschockt, sondern mit einem Lächeln. Er gab mir den Tipp, nicht jeden Gedanken, und sei er auch noch so abwegig, gleich beiseite zu schieben. Manchmal könne es sich lohnen, sich die Gedanken nicht zu verbieten, sondern sie erst einmal wie eine Tatsache zu bewerten.

Ich sträubte mich ein paar Tage gegen den Inhalt dieser Aussage. Nein, das konnte alles nicht sein. Meine Schwester würde so etwas niemals tun.

Zwei Wochen später nahm ich erneut das Album aus dem Schrank, ohne darüber nachzudenken. Erst als ich auf dem Sofa saß und die erste Seite umgeblättert hatte, fragte ich mich, was ich hier tat. Wie von einer äußeren Macht gesteuert, blätterte ich weiter. Und wieder blieb ich an einem Foto hängen. Diesmal saß ich auf unserem alten Trecker auf dem Schoß meines Vaters. Plötzlich wurde mir schlecht und ich musste mich arg zusammenreißen, um nicht sofort über den Tisch zu kotzen. Ein Gedanke war mir eingeschossen, der mir fast den Atem geraubt hatte.

Ich stand auf der Wiese. Mein Vater hatte mir auf den Rücken gedrückt. Ich hielt mich an einem Weidepfosten fest. Er hatte mein Kleid hochgeschoben und befingerte meinen Unterleib. Ich hielt ganz still und ließ es geschehen. Wieder sträubte ich mich gegen die Erinnerung, ohne dass sie allerdings verblassen wollte. Und sie wollte nicht nur nicht verblassen, sie nahm sogar an Umfang zu.

Mein Vater hatte mich nicht nur befingert, er hatte seinen Penis in mich reingesteckt. Jetzt fiel mir noch mehr ein. Er hatte sich stets einen Schemel mitgenommen, den hinter eine festgebundene Kuh gestellt und seinen Penis in die Kuh gesteckt. Dann hatte er die Kuh eine kurze Weile gefickt und war dann mit steifen Penis zu mir gekommen, um sein Werk an mir zu beenden. Immer mehr Situationen fielen mir ein, in denen er mich missbraucht hatte. Und dann hatte ich den Kern plötzlich klar vor Augen. Er hatte mich einmal im Kuhstall missbraucht. Ich hatte gesehen, dass uns meine Schwester beobachtete. Auch meine Mutter war mal dazugekommen, ohne etwas zu unternehmen. Später hatte mich meine Schwester ans Bett gefesselt und mich vollgepinkelt, um sich zu rächen, da er von ihr zu mir übergewechselt war.

Auf einem weiteren Foto erkannte ich meine drei Freundinnen. Wir waren gemeinsam eingeschult worden und auch in der Freizeit unzertrennlich. Wir hatten als Kinder mehrfach beobachtet, wie der Bulle die Kuh bespringt und der Hengst die Stute. Das hatten wir heimlich nachgespielt und waren einmal von meiner Mutter dabei erwischt worden.

Während eine meiner Freundinnen sich das Kleid hochgezogen vornübergebeugt hatte, hatte ich mir mein Kleid hochgezogen und mich hinter sie gestellt. In dem Augenblick war meine Mutter in den Stall gekommen, hatte eine zweite Freundin, die uns zugeschaut hatte, beiseite geschubst und mir mit der flachen Hand den Hintern versohlt. Wie von Sinnen hämmerte sie auf mich ein, während sie schrie, als würde sie am Spieße stecken. Immer und immer wieder erklärte sie uns, dass wir für solche Spielchen in die Hölle kämen, dass wir später unter Gehirnerweichung leiden würden und Gicht bekämen. Für sowas seien die Männer zuständig und eine anständige Frau würde sich da unten nur zum Waschen anfassen.

Allerdings hatte es später niemals ein Mann geschafft, mir schöne Gefühle zu machen. Es hatte immer nur wehgetan. Obwohl ich als Kind mit meinen Freundinnen hin und wieder schöne Gefühle erlebt hatte, hatte ich es nach diesem Auftritt nie mehr gewagt, mich selbst anzufassen.

Und genau das sollte ich nun tun.

Ich haderte lange mit mir herum. Die Worte meiner Mutter hallten immer wieder in mir nach. Dann nahm ich all meinen Mut zusammen und betastete zum ersten Mal seit Kindertagen meine Klitoris, um mir schöne Gefühle zu bereiten. Na gut, wenn ich vorsichtig vorging, tat es zumindest nicht weh. Aber schöne Gefühle waren das nicht gerade. Ich nahm Creme zu Hilfe und stellte fest, dass es sich nun besser anfühlte. Allerdings war an Orgasmus nicht zu denken.

Ich fragte Herrn van Herste danach. Der sagte, ich solle mir etwas Erotisches vorstellen. Was sollte ich mir denn Erotisches vorstellen?

Er sagte, na dass, was mich anmachen könnte. Im Kopf sei alles erlaubt. Ich solle meinen Gedanken keine Fesseln anlegen.

Wieder daheim, versuchte ich es erneut. Wenn Frauen masturbieren, müssen sie sich Männer vorstellen. Ich stellte mir Männer vor und nichts passierte. Ich stellte mir Männer vor, die mit Frauen schliefen und nichts passierte. Ich stellte mir sogar schwule Männer vor und es passierte noch immer nichts. Ich wäre fast verzweifelt. Meine Klitoris juckte oder brannte irgendwann nur noch und ich stand kurz vor einem Krampf im Unterarm.

Dann hatte ich ein Aha-Erlebnis: Ich war in der Fußgängerzone unterwegs. Der Wind blies mir unter den Mantel und ich spürte ihn am Unterleib. Ich genoss dieses Gefühl und stellte fest, dass ich eine Erektion hatte. Vor mir ging eine junge Frau. Plötzlich wehte eine Bö ihr Kleid hoch und ich konnte für kurze Zeit ihre komplette Strumpfhose sehen. Sie trug keinen Slip. Wie ein Blitz schoss es mir in die Klitoris. Ich musste kurz stehenbleiben, da eine heiße Welle durch meinen Körper gelaufen war. Als ich aufblickte, war die Frau in der Menge verschwunden.

Als ich nach meinem Einkauf meine Wohnung erreichte, hatte ich immer noch das Gefühl, irgendwie steif zu sein. Ich zog meinen Mantel aus und befingerte noch im Flur meine Klitoris. Masturbierend ging ich ins Wohnzimmer, um mich sofort auf einen Sessel fallenzulassen. Jetzt masturbierte ich kräftiger und mir wurde sehr warm. Irgendetwas schien auf mich zuzukommen. Meine Klitoris war unglaublich angeschwollen. Ehe mich allerdings ein Höhepunkt erwischen konnte, brach ich ab.

Diesmal ließ ich mich nicht von den Worten meiner Mutter vom Weitermachen abhalten, sondern von der Frage, ob ich vielleicht lesbisch sein könnte. Ich hatte Frauen schon immer attraktiver, anziehender als Männer gefunden, aber war ich deshalb gleich lesbisch? Dann fielen mir die Worte von Herrn van Herste wieder ein. Ich solle meinen Gedanken keine Grenzen setzen. Na gut, dachte ich, der muss es wissen. Ich ließ mich also erneut zurückfallen, masturbierte und

192

stellte mir dabei die Frau mit dem hochgewehten Kleid vor. Obwohl es eine Weile dauerte bis ich mich richtig darauf einlassen konnte, klappte es. Zwei oder drei heiße Wellen durchliefen meinen Körper und genauso viele Kontraktionen verspürte ich im Unterleib. Ich war geschafft, aber glücklich. Ich hatte es tatsächlich hingekriegt.

Seitdem sind viele Jahre vergangen und ich bin von Tag zu Tag und von Woche zu Woche immer besser und schneller geworden. Die Harninkontinenz war nach zwei Wochen gänzlich verschwunden. Das Masturbieren gehört heute genauso zu meinem Tagesablauf, wie das Duschen oder das Ankleiden, das Essen und das Schlafen.

Ich fuhr nun regelmäßig zu Herrn van Herste, um über den Missbrauch zu sprechen. Ich erfuhr, dass ich nicht allein war auf der Welt, dass jedes dritte Mädchen und jeder fünfte Junge missbraucht werden. Im Laufe der Zeit und nachdem ich die Zusammenhänge begriffen hatte, legten sich meine Ängste. Auch meine dauernde Nervosität ließ spürbar nach. Von ihm erfuhr ich, dass es viele Lesben gibt, von denen sich die meisten allerdings nicht trauen, ihre angeborene Neigung offen auszuleben und deswegen unglücklich sind. Ich erfuhr von Transsexuellen und nach und nach legte sich meine Abneigung, die man mir antrainiert hatte, gegen diese Menschen.

Eines Tages wurde ich zu einem Gruppentreffen eingeladen. Um Herrn van Herste herum hatten sich mehrere Selbsthilfegruppen gebildet. Dort traf ich auf gut vierzig Leute. Alle waren sexuell missbraucht worden, einige Frauen lesbisch und ein paar Transsexuelle, die ebenfalls lesbisch waren. Nach anfänglicher innerer Abwehr, ließ ich mich auf diese Leute ein und fand einen neuen Freundeskreis. Keine der Frauen trug eine Hose und sie redeten offen über ihre Probleme, auch ihre sexuellen. Ich erfuhr, dass fast jede andere auch ähnliche Probleme mit der Masturbation, mit dem Hosenausziehen gehabt hatte, wie ich.

Als einer der Frauen der Rock etwas hochrutschte, sah ich, dass sie Strumpfhalter und Strümpfe trug. Als ich nachfragte, erklärte sie mir ganz offen, dass sie sich damit weiblicher und noch freier fühlen würde. Sie lud mich spontan zu sich nach Haus ein, um mir ihre Kollektion zu zeigen. Ein paar Tage später besuchte ich sie. Nachdem ich geklingelt und sie durch den Spion erkannt hatte, wer draußen stand, öffnete sie mir die Tür. Sie trug keinen Rock. Sie umarmte mich spontan mit nacktem Unterleib und in Strumpfhaltern und Strümpfen. Sofort füllte sich mein Schwellkörper mit Blut und mir wurde auf der Stelle heiß. Ehe ich mich recht versah, knutschte ich mit ihr im Flur herum. Plötzlich spürte ich ihre Finger auf meinem Unterleib. Gekonnt arbeitete sie daran herum und es dauerte nur Sekunden, bis ich von einem Höhepunkt zum nächsten taumelte. Hätte sie sich nicht so fest an mich geklammert, ich wäre irgendwann bestimmt zu Boden gegangen. In dem Augenblick war es mir total egal, ob ich nun eine Lesbe war oder nicht.

Sie ließ von mir ab und zog mich hinter sich her in ihr Schlafzimmer. Sie schubste mich aufs Bett und dann konnten wir über eine Stunde lang nicht mehr von uns lassen. Obwohl ich danach völlig am Ende war, schwebte ich im siebten Himmel. Seitdem habe ich mich mehrmals mit Frauen eingelassen, eine sogar mal geheiratet. Männer kommen mir, zumindest was mein Liebesleben angeht, nicht mehr ins Haus.

Herr van Herste befand sich zu dem Zeitpunkt mitten in seiner Ayur-Veda-Ausbildung, die er in Indien absolvierte. Er lud uns ein, ihn zu begleiten. Etwa eine Dutzend Männer und Frauen nahmen seine Einladung an. Ich erlebte einen totalen Kulturschock. Die Hitze, der Dreck und die Armut brachten mich fast um den Verstand. Auch das Essen war nicht so mein Fall. Aber ich hielt durch.

War ich noch auf meiner ersten Indienreise fast ausschließlich mit mir selbst beschäftigt, so wurde ich zusehends freier Hin und wieder kam ich mit den AusbilderInnen von Herrn van Herste oder deren Freundinnen ins Gespräch. Als ich ihnen von meinen Schwierigkeiten mit der Masturbation und dem unten ohne Laufen erzählte, erntete ich nur erstaunte oder ratlose Gesichter.

Mehrmals wurde mir erklärt, dass eine weise indische Frau niemals ihr Geschlecht bedeckt, da es dann zu einem Hitzestau kommt und sich Bazillen einnisten können. Obendrein wäre den Frauen vor Ort eine Hose viel zu umständlich zu handhaben, wenn frau mal musste. Da es in unserer Unterkunft ausschließlich Stehklos gab, wusste ich, was sie meinten. Des Weiteren wurde mir erklärt, dass eine weise indische Frau täglich ihre Yoni, also ihr Geschlecht, mit einem duftenden Öl einreibt und dabei Kontraktionen auslöst, die die Unterleibsmuskeln trainieren.

Obendrein wurde ich gefragt, ob ich einen BH tragen würde. Das sei äußerst wichtig. Die Frau sei von der Natur so angelegt, dass sie die Energie von Mutter Erde durch den Unterleib aufnehmen und über die Nadis, die Leitungen, die die Chakren miteinander verbinden, nach oben transportieren würde. Über den Busen würde sie einen Teil der Energie beim Stillen an das Kind abgeben. Um keine Energie zu verschwenden, sei es angebracht, den Busen zu bedecken.

Einige fragten mich, wo ich meinen Analstab herstellen ließe. Als ich sie verständnislos anschaute, bat sie mich, ihr auf die Toilette zu folgen. Dort zog sie ihren Sari hoch und zeigte mir ihren Po, in dem etwas Hölzernes zu stecken schien. Sie zog das Holz heraus und zeigte es mir. Ich staunte nicht schlecht, als sie mir erklärte, dass viele Inderinnen einen solchen Analstab tragen. Ich erklärte ihr, dass ich so etwas nicht kennen würde.

Daraufhin riet sie mir, es einmal auszuprobieren. Wir gingen gemeinsam zu einer Frau. Ich musste mein Kleid hochheben und mich bücken. Sie betrachtete meinen Po und verließ den Raum. Kurze Zeit später kam sie zurück und hielt mir einen Analstab unter die Nase. Sie forderte mich auf, ihn sofort einzuführen. Das lehnte ich allerdings ab. Ich war zwar neugierig geworden, wollte das aber lieber daheim allein für mich ausprobieren. Die Frau erklärte mir, dass ein solcher Analstab bei jedem Schritt von innen meine Gebärmutter massieren würde. Hätte ich mich erst einmal daran gewöhnt, würde ich ihn nie mehr missen wollen.

Ich steckte das Holzstück in meine Handtasche und zückte mein Portemonnaie, um es zu bezahlten. Sie winkte ab und wünschte mir viel Spaß. Wieder daheim holte ich den Analstab hervor. Allerdings umkreiste ich ihn eine volle Woche, ehe ich mich dazu entschloss, ihn auszuprobieren. Da er sich so nicht einführen ließ, nahm ich eine Hautcreme zu Hilfe. Ich hatte schon ein komisches Gefühl, als das Holz in meinen Po glitt. Allerdings löste das Einführen sofort eine massive Erektion aus. Der anschließende Höhepunkt fiel um Klassen intensiver aus als zuvor. Anfangs trug ich ihn nur stundenweise, später immer länger, heute rund um die Uhr.

Da sich diese Art der Dauerstimulation auch in Deutschland herumgesprochen hat, gibt es inzwischen zig verschiedene Modelle, die frau sich einfach via Internet bestellen kann. Die Nachfrage muss enorm sein, andernfalls hätte die Industrie nicht eine solche Vielfalt entwickelt.

Was hat das Ganze nun gebracht? Tja, ich leide weder unter Ausfluss, noch unter Harninkontinenz. Meine Beine sind schlanker geworden und tun nicht mehr weh. An meinen Oberschenkeln haben sich keine Reiterhosen gebildet. Meine Bauchmuskulatur hat sich durch die Kontraktionen aufgebaut.

Ich bin im Ganzen wesentlich leistungsfähiger. Das hat sich auch beruflich ausgewirkt. Ich habe mich weiterentwickelt und verdiene heute ein Mehrfaches als zuvor. Ich bin obendrein wesentlich selbstbewusster geworden und habe das Nein-Sagen gelernt. Ich habe einige Freundinnen verloren, die die alte Michaela wiederhaben wollten, die stets funktionierte, wie sie es gern hatten. Dafür habe ich echte Freunde hinzugewonnen, die mich durch Dick und Dünn begleitet, die mich nie im Stich gelassen haben.

Ich habe den Motorradführerschein gemacht und wir haben viele gemeinsame Touren unternommen. Nachdem ich die Angst vor dem Zweirad verloren hatte, überwog der Spaß und ich möchte heute nicht mehr auf meinen heißen Hobel verzichten.

Durch das Aufarbeiten meines selbst erlebten Missbrauchs sind auch meine Allergien verschwunden. Ich verbiete mir keine erotischen Gedanken mehr, genieße jede Erektion, die eine schöne Frau in mir auslöst und bin im Ganzen um Klassen glücklicher als zuvor. Wenn ich an meinen Leidensweg zurückdenke, kann ich nur sagen: sehr empfehlenswert.

Natürlich war es auch für mich nicht immer leicht. Ich kann mich noch genau an die Zweifel erinnern, die ich hatte. Jedes neue Chakra eröffnete einen neuen Konflikt in mir. Auch meine ehemaligen Freundinnen setzten mir immer wieder zu.

„Na, gehste wieder zu deinem Sex-Guru? Was hat der bloß an sich, dass du dem so hinterherläufst? Wie kannst du dich durch deine Kleidung nur so erniedrigen? Sind die Sachen nicht viel zu weibisch? Ist der Herste gut im Bett? Hat der Kohle? Irgendwas muss der doch haben. So, wie der aussieht, würde ich den nicht mit der Kneifzange anfassen."

Ich, jedenfalls, würde nie mehr anders leben wollen. Wer nun meint, ich sei pervers, der soll das eben meinen. Nur wer es ehrlich ausprobiert, wird erleben, was ich erlebt habe und noch erlebe. Ich habe keine Lust mehr, mir etwas von Leuten vorschreiben zu lassen, die in Wahrheit keine Ahnung haben und nur irgendwelchen schrägen Moralvorstellungen hinterherlaufen, um ja nicht irgendwo anzuecken. Dabei kann Anecken echt Spaß machen.

Ich halte für pervers, dass

- es viele Ärzte gibt, die aus Geldgier Gesunde durch fragwürdige und willkürlich festgelegte Grenzwerte zu Kranken erklären, um unwirksame oder gar schädigende Medikamente verschreiben zu können.
- es viele Ärzte gibt, die aus Geldgier gesunde Brüste, Gebärmütter entfernen.
- es viele Ärzte gibt, die aus Geldgier hochgefährliche Untersuchungen, wie z. B. Darmspiegelungen, Magenspiegelungen,

Herzkatheter etc. durchführen, obwohl klar ist, dass sie nur dazu dienen, dem Patienten Angst einzujagen, um ihn daraufhin wiederum operieren zu können.

- es viele Ärzte gibt, die aus Geldgier fragwürdige IGEL-Leistungen verkaufen und Patienten sogar drohen, sollten diese darauf verzichten wollen.
- Krankenhausbetreiber aus Geldgier Operateure zu immer noch mehr Operationen anstacheln.
- es nach wie vor keine Vorschrift ist, vor jeder größeren Operation eine Zweit- oder Drittmeinung einholen zu müssen.
- Operateure aus Geldgier völlig unsinnige Operationen durchführen.
- Arzthelferinnen aus Loyalität, Geldgier oder Untertänigkeit gegenüber dem Chef selbst zu IGEL-Verkäuferinnen verkommen.
- Pharmahersteller aus Geldgier immer neue Medikamente erfinden, die oft nicht wirkungsvoller sind, als die alten, und sie aggressiv in den Markt drücken.
- die Pharmaindustrie um ein Vielfaches mehr Geld in die Werbung steckt, als in die Forschung
- die Pharmaindustrie aus Geldgier nur Medikamente entwickelt und verkauft, die einen guten Umsatz garantieren.
- die Pharmaindustrie aus Geldgier z. B. durch aggressive und irreführende Werbung jungen Mädchen die Anti-Baby-Pille als Schönheitspille unterjubelt und dabei Risiken und Nebenwirkungen verniedlicht oder unerwähnt lässt.
- viele Krankenkassen tatenlos zusehen, wie unsere Kassenbeiträge durch sinnlose Operationen und Medikationen verschwendet werden.
- verschwenderisch bezahlte Chefärzte angeheuert werden, Krankenschwestern aber für einen Hungerlohn schuften müssen.
- Krankenhaus- oder Altenheimaufsicht selten etwas gegen Missstände unternehmen.
- sich Politiker und Medien von dieser Gesundheits-industrie beeinflussen lassen.

- Politiker Gesetze, die von den Lobbyisten der Ärzteschaft und Pharmaindustrie gemacht wurden, einfach durchwinken.
- viele Politiker aus Geltungsdrang oder Geldgier unsere Steuergelder in Milliardenhöhe für sinnlose Projekte, wie z. B. die Elbphilharmonie in Hamburg, den Flughafen in Berlin oder den Flughafen in Kassel-Kalten verschwenden, während für Polizisten, Richter, Lehrer, eine Straßen-, Bahnschienen- und Brückensanierung, eine anständige Straßenbeleuchtung etc. kein Geld da ist.
- Politiker häufiger die Wünsche des Großkapitals berücksichtigen, als die Wünsche des Volkes, das sie eigentlich vertreten sollen, um nach Beendigung ihrer Po-litikkarriere als Dank einen exorbitant bezahlten Vor-standsposten zu ergattern.
- sich führende Politiker aus Geldgier mit ausbeuterischen Managern oder Diktatoren verkumpeln.
- Frauen nach wie vor wie Ware behandelt werden.
- Frauen trotz gleicher Ausbildung weniger verdienen als Männer.
- Frauen nach wie vor unterdrückt vergewaltigt, erniedrigt, zwangsverheiratet und verstümmelt werden.
- Frauen ihren Töchtern die Klitoris abschneiden.
- Frauen ihre Söhne zu Prinzen erziehen und damit die Unterdrückung der Frau erst ermöglichen.
- Kinderschänder selten zur Rechenschaft gezogen werden.
- Frauen, Frauen beneiden, beschimpfen, bekämpfen, anstatt zusammenzuhalten.
- die meisten Opfer von sexuellem Missbrauch zu den Tätern halten.
- 80% der Mütter, Omas, Tanten über den sexuellen Missbrauch in ihren Familien Bescheid wissen, ohne etwas zu unternehmen.
- auch heute noch jedes 3. Mädchen, jeder 5. Junge Opfer von sexuellem Missbrauch wird.
- auch heute noch mehr als jede 3. Frau häusliche Gewalt erleben muss.
- es immer mehr Frauen und Mädchen gibt, die sexuelle Gewalt vortäuschen, um einen Ehemann loszuwerden, einen höheren

Posten zu ergattern, Aufsehen zu erregen oder einen Wunsch, eine Forderung durchzudrücken.

- die aller meisten Lesben ihre Homosexualität, obwohl angeboren, verbergen und einen Mann heiraten, um versorgt zu sein, und dann aus Neid Lesben, die ihre Neigung ausleben, verhöhnen.
- Transsexuelle nach wie vor ausgegrenzt und verspottet werden, obwohl auch ihre Neigung angeboren ist.
- sich viele Transsexuelle, anstatt zusammenzuhalten, gegenseitig das Leben schwer machen, nur weil die eine sich hat operieren lassen und die andere nicht.
- in vielen Teilen der Welt Homosexualität unter Strafe steht.
- in vielen Teilen der Welt die HomoEhe nicht erlaubt ist.
- in vielen Teilen der Welt die Homo-Ehe der Hetero-Ehe nicht gleichgestellt ist.
- in vielen Teilen der Welt ein Unterschied im Adoptionsrecht zwischen Homo- und Heteropaaren besteht.
- das meistbenutzte Schimpfwort auf den Schulhöfen immer noch „Schwule Sau" ist.
- in Kindergärten und Schulen die sexuelle Vielfalt verschwiegen und unterdrückt wird.
- schon in den Kindergärten darauf hingearbeitet wird, dass Mädchen Prinzessinnen werden und sich einen Ernährer suchen und Jungen Prinzen und Ernährer werden sollen.
- in den meisten Kindergärten die sexuelle Neugier der Kinder unterdrückt wird.
- in den Schulen die Kindererzeugung gelehrt wird, aber nicht die dazugehörige Gefühlswelt.
- Mädchen und Frauen in vielen Teilen der Welt nach wie vor jede Sexualität abgesprochen oder als unmoralisch hingestellt wird.
- Menschen sich über einen nackten Busen im TV aufregen, über Filme, in denen der Kopf eines Menschen abgehackt wird, aber nicht.

- Eltern sich über eine Lehrerin aufregen, die Rock oder Kleid trägt, aber nicht mitbekommen wollen, dass schon Achtjährige Pornos mit frauenverachtendem Inhalt auf ihren Smartphones haben.
- Firmen, die Sklaven für sich arbeiten lassen, nicht bestraft werden.
- Firmen, die durch Betrug reich geworden sind, nicht bestraft werden.
- Bankmanager, die Milliarden verzockt haben, nicht bestraft werden.
- Banken, deren Manager Milliarden verzockt und sich trotzdem exorbitante Boni ausgeschüttet haben, vom Steuerzahler unterstützt werden, anstatt den Managern das Geld wieder abzunehmen.
- es möglich ist, dass Unternehmen, die z. B. in Deutschland Milliardengewinne einfahren, keine Steuern zahlen müssen.
- Finanzbeamte, die großen Steuersündern auf der Spur sind, zurückgepfiffen werden.
- Unternehmen, die Milliardengewinne einstreichen, Subventionen vom Staat bekommen.
- das Volk selten wirklich mitbestimmen darf, da Volksabstimmungen nur nach extrem hohen Hürden möglich gemacht werden.
- Regierungsvertreter Firmen, die dem Land oder Bund defekte oder unausgereifte Waren liefern, nicht zur Rechenschaft ziehen.
- Bund und Länder sich Straßen oder Gebäude privat finanzieren lassen, um dann jahrzehntelang völlig überhöhte Pachten zu zahlen.
- Banken sich Geld bei der EZB für einen Minimalzins leihen, ohne dieses Geld in Form von Krediten an den Verbraucher, an Firmen weiterzuleiten.
- sich Banken für 0,5 % Geld bei der EZB leihen, um es dann an Kunden für 10 % weiter zu verleihen.
- Schwerverbrecher Fan-Post von Frauen in den Knast bekommen.

- jugendliche Intensivtäter auch nach der 50. Straftat – ich rede hier von Körperverletzung, Erpressung, nicht vom Handtaschenraub – immer noch Bewährung bekommen. Man will ihnen ihren Lebensweg nicht zerstören.
- man durch dieses Verhalten die Täter schützt und nicht die Bevölkerung vor den Tätern.
- man für diese Jugendlichen teure Hilfsprogramme auflegt und für die Opfer, die ihr Leben lang unter den Folgen leiden, keinen müden Cent übrig hat.
- in Kino, Film, TV und Medien vorgegaukelt wird, Frauen würden darauf stehen, mit Männern anzubandeln und im Bett die höchsten Wonnen erleben, obwohl die letzten Studien ergeben haben, dass wahrlich nur ganze sechzehn Prozent der Frauen es lieben, mit einem Mann das Lager zu teilen.
- wir unsere Genitalien auf den Fotos in diesem Buch wegretuschieren lassen mussten, um dem Jugendschutz zu entsprechen, während sich schon Erstklässler harte Pornos auf ihren Smart-Phones anschauen können.
- Lehrer oft nur noch zehn Minuten pro Schulstunde richtigen Unterricht machen können, da es in den Familien der Kinder versäumt wird, ihnen Pünktlichkeit, Höflichkeit, Ehrlichkeit und Respekt beizubringen. Statt Aufmerksamkeit und Zeit erhalten die Kinder Spielekonsolen, PCs oder Geld.

Diese Liste könnte ich endlos fortsetzen. Wir leben wahr-lich in einer kranken Welt, die das Natürliche, das eigentlich Normale, verteufelt und das Schreckliche, das wirklich Perverse, die Gewalt, einfach so zur Kenntnis nimmt und darüber hinweggeht.

Während sich die katholische Kirche auf der einen Seite als die Moralinstanz der Welt hinstellt und jede homosexuelle Neigung als Gotteslästerung hinstellt, ist sie auf der anderen Seite das weltweit größte Sammelbecken für schwule Männer. Während sie auf der einen Seite die zehn Gebote, wie ein Schutzschild, vor sich herträgt, paktiert sie auf der anderen Seite mit der Mafia, überzieht die halbe

Welt mit Spitzeln und lässt durch die Inquisition, die heute nur anders genannt wird, kritische Menschen mundtot machen oder zerstört sogar deren Leben.

Ich frage mich immer wieder, wie es sein kann, dass man diesen kranken, skrupellosen und gewalttägigen Kirchenvertretern so viel Macht zubilligt und es zulässt, dass sie einen Staat im Staate betreiben, dass sie mit ihrem Kirchenrecht jeden vernünftigen Tarif aushebeln können, dass Mitarbeiter für einen Hungerlohn arbeiten müssen, ohne dass von Regierungsseite etwas dagegen unternommen wird? Wie kann es sein, dass ein Staat einer solchen Großsekte jedes Jahr Milliarden in den Rachen wirft, die Gehälter der Priester, Bischöfe und Kardinäle und deren Entourage bezahlt und obendrein noch die Kirchensteuer für diese Organisation eintreibt?

Wahrscheinlich geht es allein um Pfründe, hüben wie drüben, um Wählerstimmen, um Macht und Geld – und bei einigen wenigen vielleicht um ihr zweifelhaftes Seelenheil.

Ich jedenfalls werde mich nicht mehr gängeln lassen. Ich habe gelernt, wie schön es ist, ein selbstbestimmtes und glückliches Leben ohne schwachsinnige Tabus zu leben. Hochgezogene Augenbrauen, hämisches Lächeln oder neidische Kommentare nehme ich gern in Kauf. Probieren Sie es aus. Es tut gar nicht weh.

Es grüßt sie herzlich

Ihre

Michaela Main

Übungen, die mir geholfen haben

Bei Ellenbogenschmerzen, die gern als Tennis- oder Golfer-Arm diagnostiziert werden, krümme ich den Ellenbogen.

Anschließend strecke ich das Gelenk mit voller Kraft, boxe also ins Leere. Dadurch kann ich eine eventuell vorhandene Ellenbogenblockade innerhalb weniger Sekunden lösen.

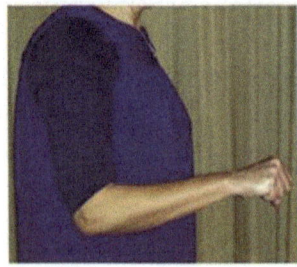 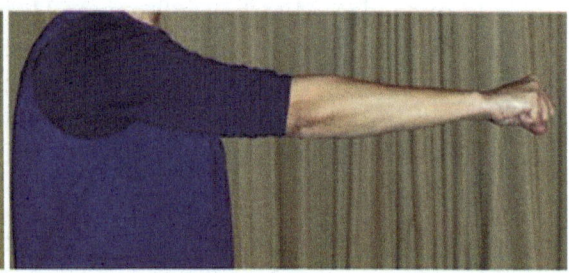

Bei Nackenschmerzen oder Kopfschmerzen im hinteren Teil des Kopfes oder Nackenverspannungen falte ich meine Hände hinter dem Kopf und führe die Ellenbogen vorn zusammen. Anschließend führe ich die Ellenbogen mit voller Wucht nach hinten. Dadurch ist es mir oft gelungen, Wirbelblockaden zu lösen und dadurch die Schmerzen, das Spannungsgefühl zu vertreiben.

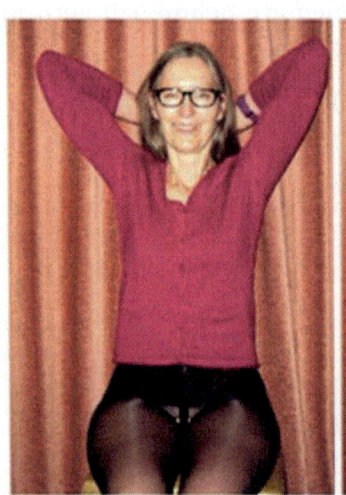 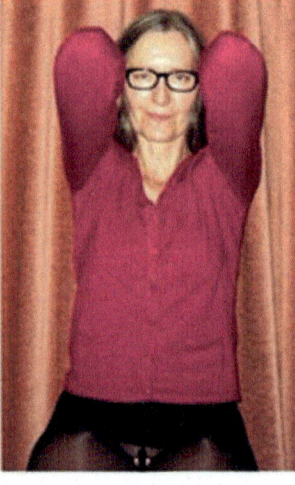

Bei Schmerzen im Bereich der Brustwirbelsäule, also zwischen den Schulterblättern, falte ich die Hände vor der Brust und drehe mich kräftig und mit leicht angewinkelten Armen nach rechts und links.

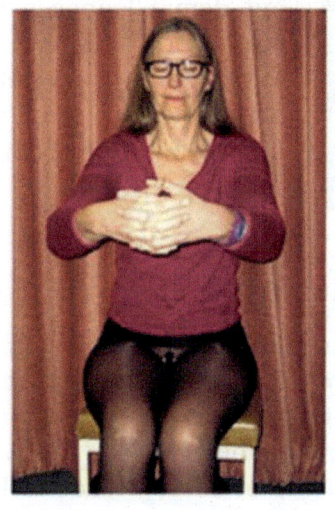 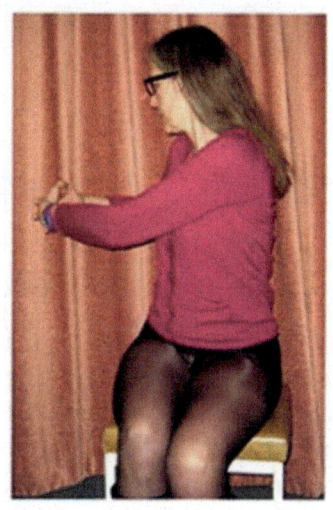

Bei Schmerzen im unteren Rückenbereich lege ich mich auf den

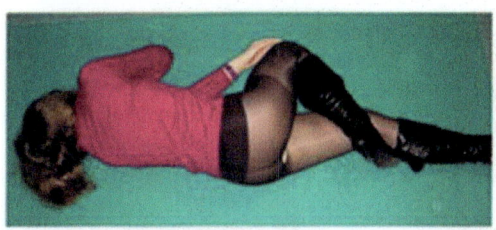

Teppich auf meine linke Seite. Das untere Bein ist gestreckt, das obere angewinkelt. Dabei sollte der obere Fuß in etwa auf der Kniekehle des unteren Beines liegen. Das Knie des oberen Beines berührt den Teppich und sollte dort fixiert werden. Frau kann sich eine zweite Person dazu holen, die diese Auf-

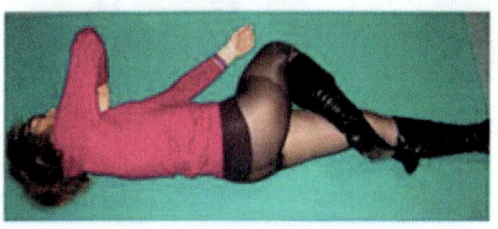

gabe übernimmt. Ich klemme das Knie unter die Heizung oder unter einen Sessel, um es am Boden zu halten.

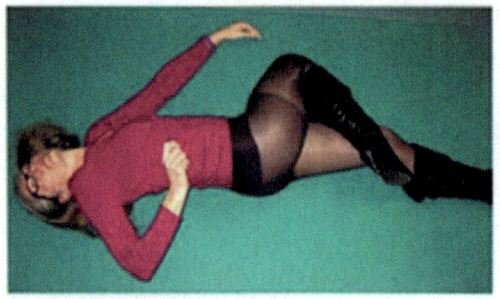 Anschließend hole ich mit dem oberen Arm, wie auf dem Bild gezeigt, nach vorn aus, um ihn dann mit Macht mit dem Ellenbogen voran, nach hinten zu schleudern. Anschließend drehe ich mich um 180 Grad und wiederhole das Ganze.

Nadelfreie Akupunktur, die mir geholfen hat

Akupunktur wird von Hans Georg van Herste schon seit Jahren erfolgreich angewandt, ohne dass er allerdings eine einzige Nadel einsticht. Nur mit Hilfe von Elektro-Akupunktur oder Akupunktur mit piezzo-elektrischen Impulsen hat er mir schon manchen Schmerz nehmen können, sobald klar war, dass keine Gelenksblockade vorlag. Die Geräte dazu können frei im Handel oder Internet erstanden werden.

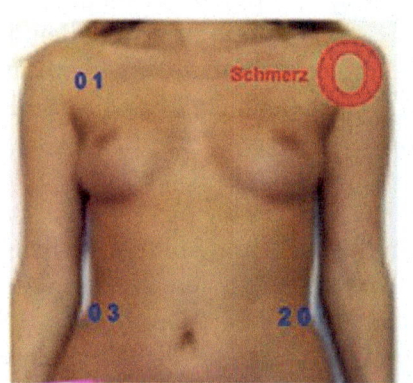 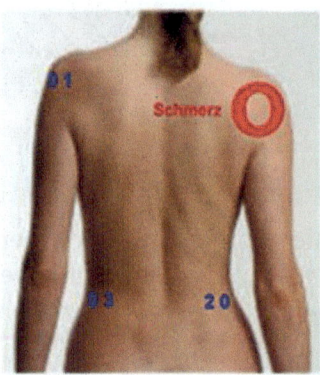

Schulterschmerz mit Piezzo

Stirn-Kopfschmerz mit Searchin Stim

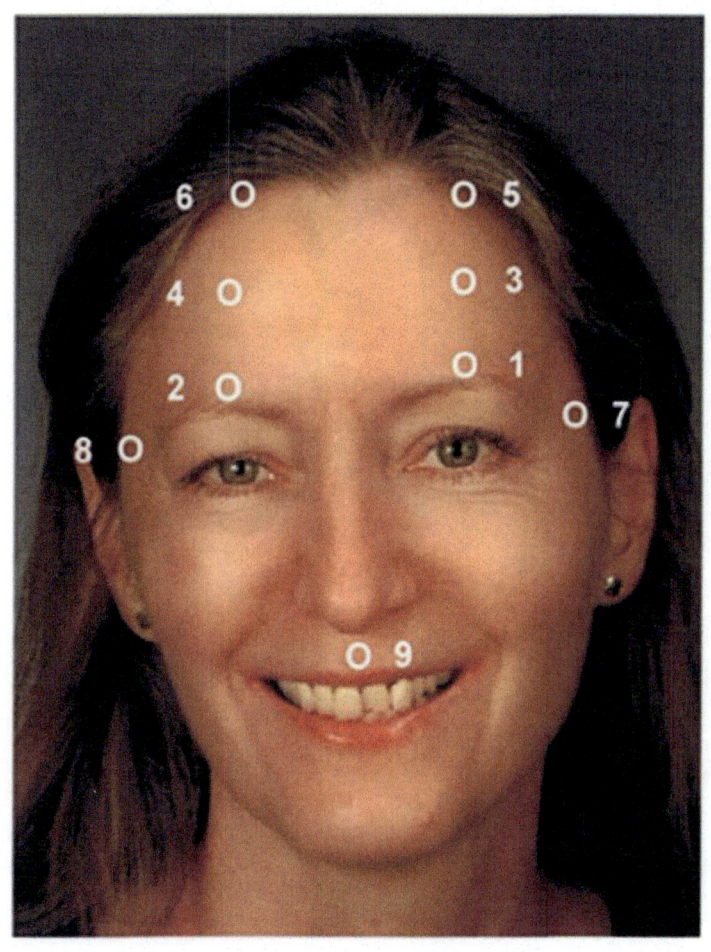

Gesichtsschmerz mit Searchin Stim

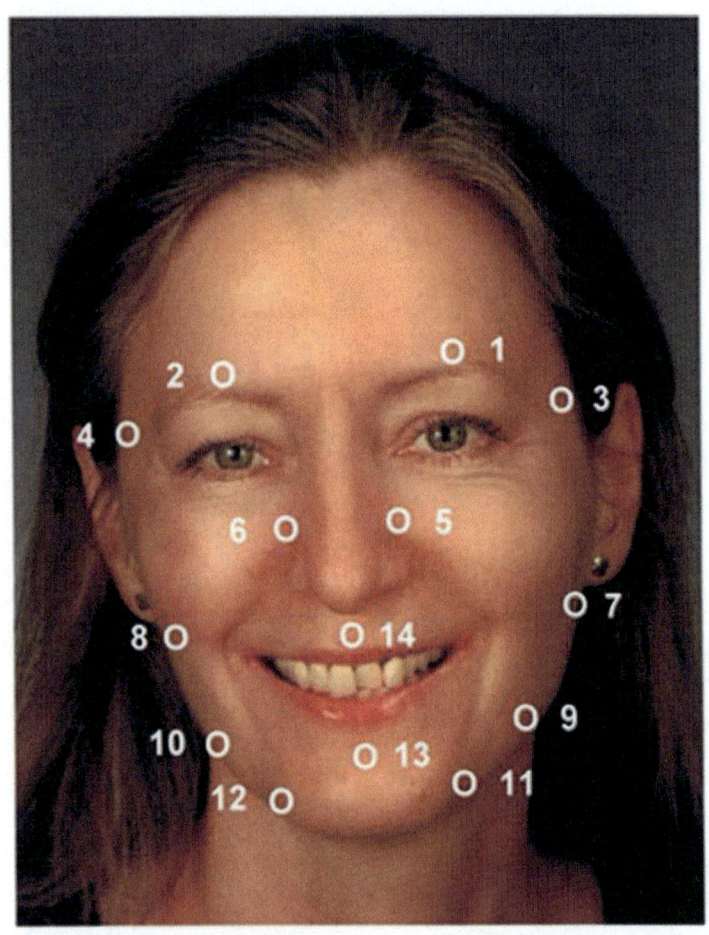

Schnupfen mit Searchin Stim

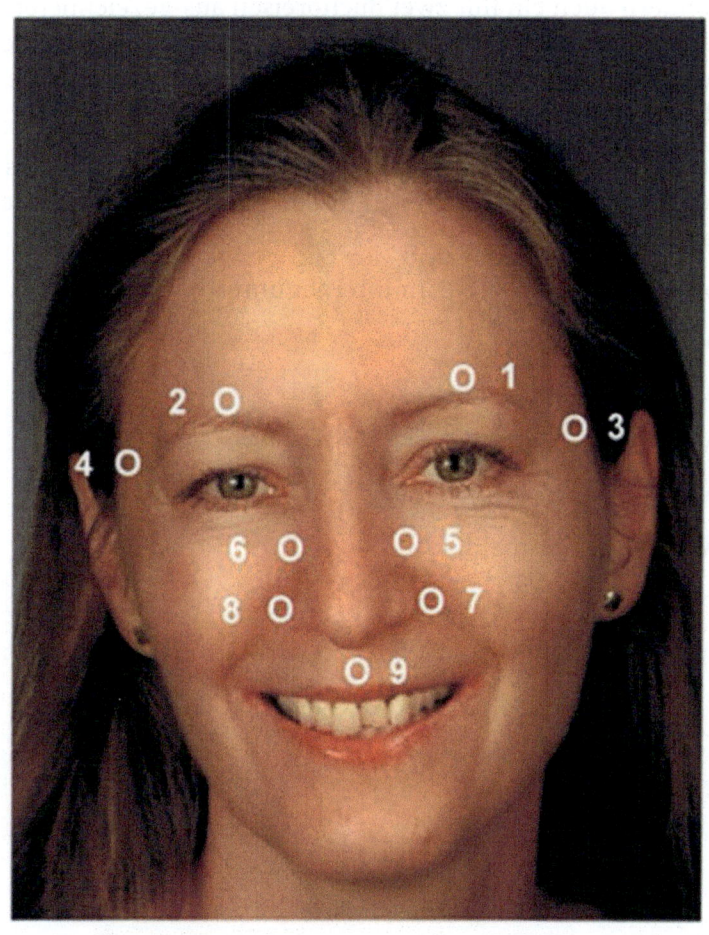

209

Hans Georg van Herste ist nicht nur ein hervorragender Therapeut, sondern auch ein mit zwei Buchpreisen aus-gezeichneter Autor und Herausgeber. Ohne seine Unterstützung wären viele Bücher niemals auf den Markt gekommen, die von Verlagen und Lektoren verschmäht, zu Bestsellern avancierten.

An dieser Stelle möchte ich Ihnen einige dieser Werke ans Herz legen, die unter anderem zuvor in diesem Buch angesprochene Themen vertiefen.

Informationen finden Sie im Internet unter

www.van-herste.de

www.transborderles.de

www.starke-frauen.org

www.strong-ladies.com

www.margaretha-main.de

Van-Herste-Bücher:

Hans Georg van Herste

Die Van-Herste-Biographie
Am Fluss meines Lebens 1
Aus einer Quelle wird ein Bach 1940-1989

Am Fluss meines Lebens 2
Aus einem Bach wird ein Fluss 1990-2014

Am Fluss meines Lebens
Ein Strom von Reimen

Endlich Frau!
Hans Georg van Herste informiert über das Thema „Transsexualität" und lässt drei Betroffene ihre Geschichte erzählen

Die Kraft in Dir
Das große Buch der alternativen Heilmethoden für Körper, Geist und Psyche

Und täglich lügt die Monika
Feige Neider mobben, stalken und verleumden und können Karrieren, ganze Leben zerstören.

Englische Ausgaben
The true dream of freedom
Ayur Veda
The Borderline-Syndrome
The Mother-Beast

Elisabeth Keller
Das Glück liegt in der Streichholzschachtel

Frido van de Visser
Meine Kindheit in Rotterdam

Starke-Frauen-Reihe:

Viktoria Grantz
Die verkaufte Gräfin
The sold countess
Das Ende des Jägers
Denn sie schenkten mir ein zweites Leben
For they bestowed me a Second Life
Vera, die Moorfrau
Vera, the Moor-Lady
In 80 Jahren rund um Hörnde
Die Prinzessin vom Leuchtturm
Mein Vater, der Diakon
My father, the Deacon

Simone Petzold
Das bunte Leben der Renata Komanetschy
Die Wende meines Lebens
Mein weiter Blick aufs Meer
Der süße Herbst des Lebens
The sweet fall of Life

Lena Birkthal
Kämpferinnen für die Ewigkeit
Life in the Matriarchy

Michaela Main
Von Frau zu Frau – nicht alltägliche Gesundheitstipps

Michaela Holst
Das Heide-Mädchen

Katja Groening
Die Burg der Nymphen

Eva Maria Thalbach
Das Ende des Dornenwaldes

Yvonne Zündler
Mitten im Abschaum
Die Stille eines Lebens

Heide Marie Zimmer
Das Mädchen Yvonne
Flucht und Heimkehr
Die Goldesel-Töchter

Elisabeth Margaretha Gräfin von Schöngau-Brixendorf
Sara, das Wiesel
Sara, the Weasel
Goldenes Stroh in meinem Haar
Golden Straw in my Hair
Katja liebt den Nebel

www.starke-frauen.org
www.strong-ladies.com

Margaretha Main
Vom Lausemädchen zur Lausefrau – lustige Geschichten aus einem
langen Leben

Retha, das Lausemädchen
Retha wir flügge
Retha – vom Lausemädchen zur Lausefrau

Retha auf Umwegen
Retha – mein Autoleben
Rethas langer Weg zum Ruhm
Mein schönstes Leben
Die Angst geht um in Narrenberge
Festtagsschmaus in Narrenberge

www.margaretha-main.de

Bücher und Informationen zu den Themenkreisen Geschichte/Regio-nalgeschichte, Archäologische Rätsel dieser Welt, Paläo-SETI, Grenz-wissenschaften, Sagen und Mythen erhalten Sie beim Ancient Mail Verlag.

Fordern Sie einfach *kostenlose* weitere Informationen an – per Post-karte, Fax, Telefon oder eMail beim

Ancient Mail Verlag • Werner Betz
Europaring 57, D-64521 Groß-Gerau
Tel. (00 49) 61 52 / 5 43 75, Fax (00 49) 61 52 / 94 91 82
eMail: ancientmail@t-online.de
www.ancientmail.de